KNAUR
MENSSANA

DR. MED. CARSTEN LEKUTAT

müde?

Warum wir so erschöpft
sind und was wirklich
dagegen hilft

KNAUR
MENSSANA

Besuchen Sie uns im Internet:
www.mens-sana.de

MIX
Papier | Fördert gute Waldnutzung
FSC® C014496

Originalausgabe Februar 2026

Ein Imprint der Verlagsgruppe
Droemer Knaur GmbH & Co. KG
Landsberger Straße 346, 80687 München

Redaktion: Anke Schenker
Covergestaltung: buxdesign | Lisa Höfner
Coverabbildung: © Thomas Duffé
Satz und Layout: Adobe InDesign im Verlag
Druck und Bindung: GGP Media GmbH, Pößneck
ISBN 978-3-426-56778-4

Kontaktadresse nach EU-Produktsicherheitsverordnung:
produktsicherheit@droemer-knaur.de

2 4 5 3 1

Inhalt

Der unsichtbare Schatten über Deutschland

Kennen Sie das Gefühl, das viele Menschen heute nur allzu gut nachempfinden können – ja, das sich beinahe zu einer Volkskrankheit entwickelt hat? Sie wachen morgens auf, und obwohl der Wecker schon vor Stunden geklingelt hat, fühlen Sie sich, als hätten Sie auf einer unbequemen Unterlage geschlafen, ohne wirklich zur Ruhe zu kommen. Jeder einzelne Muskel schmerzt dumpf, der Kopf ist wie mit Watte gefüllt, und der bloße Gedanke an den bevorstehenden Tag fühlt sich an wie der Beginn von etwas sehr Anstrengendem, für das einem jede Energie zu fehlen scheint.

Eine weitere Tasse Kaffee? Fehlanzeige, das bringt keine wirkliche Besserung. Ein kurzer Mittagsschlaf? Oft macht er die Müdigkeit sogar noch schlimmer.

Chronische Müdigkeit ist kein kurzzeitiges Phänomen, das sich mit ein bisschen mehr Schlaf oder einer Wochenendauszeit vertreiben lässt; sie ist ein leiser, aber zermürbender Gegner, ein unsichtbarer Schatten, der sich schleichend über unser gesamtes Leben legt und uns die ureigene Freude, die notwendige Energie und den so wichtigen klaren Kopf raubt. Sie ist längst ein Massenproblem in Deutschland, wie alarmierende Studien zeigen.

Immer mehr Menschen leiden unter anhaltender Erschöpfung, die sich nicht mit den üblichen Erklärungen wie zu wenig Schlaf oder einem einzigen anstrengenden Tag abtun lässt. Die Gründe sind vielschichtig: permanente Erreichbarkeit, gesellschaftlicher Druck, globale Krisen – all das zehrt unaufhörlich an unseren Ressourcen. Unser Körper – ein komplexes, hochintelligentes System, das von Natur aus auf Gleichgewicht, Homöostase und Stabilität ausgelegt ist – gerät in dieser modernen Lebensrealität immer häufiger ins Wanken.

In meiner Praxis sehe ich immer mehr Menschen, die nach außen hin perfekt funktionieren, die ihren beruflichen und privaten Alltag scheinbar mühelos meistern, innerlich aber leise ausbrennen. Sie sind erschöpft bis in die letzte Zelle, und doch fehlt ihnen eine greifbare Diagnose.

Lassen Sie mich Ihnen eine Geschichte erzählen, die mein Verständnis von chronischer Müdigkeit grundlegend verändert hat. Es ist die Geschichte von Miriam, einer Patientin, die mir besonders im Gedächtnis geblieben ist.

Miriam ist Anfang 40, eine berufstätige Frau, engagierte Mutter von zwei lebhaften Kindern – und früher war sie eine echte Sportskanone, die Energie im Überfluss zu haben schien, beinahe so, als würde sie von einem imaginären Motor angetrieben. Als sie zu mir in die Praxis kam, hatte sie bereits eine wahre Odyssee hinter sich: Hausarzt, Internisten, Neurologen, sogar ein Psychiater. Doch die frustrierende Diagnose, die sie immer wieder erhielt, war stets die gleiche: »Medizinisch ist alles in Ordnung. Ihnen fehlt nichts.«

Doch Miriam wusste es besser. Sie spürte ganz genau, dass etwas nicht stimmte, als würde etwas ihre Lebenskraft abziehen. Miriam fühlte sich im Alltag wie gelähmt – erschöpft, träge und ohne Klarheit im Kopf. Stunden nach dem Aufstehen konnte sie immer noch nicht richtig klar denken, ihre Gedanken waren verschwommen, als wären sie wie hinter einem dichten Schleier. Körperliche Anstrengung, die ihr früher leichtfiel, brachte sie jetzt schneller an ihre Grenzen als je zuvor. Dazu gesellten sich hartnäckige depressive Verstimmungen und eine Art dumpfer Kopfschmerz, der sie ständig begleitete.

Um die Privatsphäre meiner Patientin zu schützen, habe ich natürlich ihren Namen geändert und den Fall leicht verfremdet. Doch der Kern bleibt authentisch. Die Medizin selbst ist faszinierend genug – da braucht es keine erfundenen Geschichten.

Miriams Fall war ein echter Wendepunkt für mich. Was vordergründig wie ein klassisches Burn-out aussah, entpuppte sich bei genauerem Hinsehen als ein komplexes und vielschichtiges Zusammenspiel verschiedenster hormoneller und entzündlicher Faktoren. Es war wie das Zusammensetzen eines Detektivpuzzles, bei dem jedes kleine Indiz zählt.

Wir begannen unsere Spurensuche mit einem sogenannten Cortisol-Tagesprofil, einem speziellen Speicheltest, der den Verlauf des Stresshormons Cortisol über den Tag zeigt. Das Ergebnis bei Miriam war erschreckend: ein völlig abgeflachter Cortisolverlauf. Es gab keinen vitalisierenden Morgen-Peak, der sie mit Energie versorgen sollte, und auch keinen natürlichen Abfall am Abend, der ihr die nötige Ruhe für den Schlaf bringen konnte. Ihr gesamtes Stresssystem, die sogenannte HPA-Achse – unsere zentrale Steuerungseinheit für Stressreaktionen – war auf einem ermüdenden Dauer-Stand-by-Modus festgefahren.

Doch das war, wie so oft in der Medizin, nur die Spitze des Eisbergs. Miriam hatte nämlich zusätzlich leicht erhöhte TPO-Antikörper – ein früher häufig übersehener Hinweis auf eine beginnende Hashimoto-Thyreoiditis, eine Autoimmunerkrankung der Schilddrüse. Und ihre Reverse-T3-Werte, ein sogenannter Vital-Code (den Sie vielleicht schon aus meinem früheren Buch *Der Vital-Code* kennen), lagen deutlich über dem Normwert.

Reverse-T3 (rT3) ist ein »blockierendes« Schilddrüsenhormon. Es passt zwar molekular betrachtet perfekt auf die Rezeptoren unserer Zellen, aber es löst leider keine tatsächliche Wirkung aus. Stellen Sie es sich vor wie einen Schlüssel, der ins Schloss passt, sich aber nicht drehen lässt und noch dazu den Platz für den *richtigen* Schlüssel blockiert. Dieses inaktive Molekül steigt vor allem dann an, wenn sich der Körper in einer Bedrohungssituation befindet – sei es durch chronischen Stress, durch immer wiederkehrende Infektionen oder durch einen anhaltenden Nährstoffmangel.

In Miriams Fall war es eine unheilvolle Kombination aus all diesen Faktoren. Unsere anschließende Behandlung war deshalb bewusst vielschichtig.

Wir begannen mit der gezielten Substitution von Selen und hoch dosiertem Vitamin D_3, um ihre Mikronährstoffspeicher aufzufüllen und das Immunsystem zu modulieren. Wir führten ein maßgeschneidertes Intervallfastenprogramm ein, das den Körper auf zellulärer Ebene verjüngen und den Stoffwechsel resetten sollte. Gleichzeitig optimierten wir Miriams Schlafhygiene rigoros: Blaulichtfilterbrillen am Abend, ein festes Abendritual, strikte Bildschirmabstinenz vor dem Schlafengehen – um die natürliche Melatoninproduktion zu fördern. Zusätzlich nahm Miriam regelmäßig Magnesiumglycinat ein, einen speziellen Magnesiumtyp, der besonders gut ins Nervensystem gelangt und dort beruhigend wirkt, indem er den wichtigen Neurotransmitter GABA aktiviert.

Schon innerhalb von acht Wochen besserte sich ihr Zustand deutlich. Der Schlaf wurde tiefer, erholsamer und effektiver. Die morgendliche Erschöpfung wich einer zarten, aber stetig wachsenden Vitalität. Nach nur drei Monaten begann sie wieder mit dem Joggen – behutsam, mit kleinen Schritten, die ich gerne als Micro-Preps (kleine, gezielte Maßnahmen) bezeichne. Micro-Preps, regelmäßig durchgeführt, wirken überproportional stark auf unseren Körper und unsere Gesundheit, wie kleine Häppchen auf einem Büfett – nicht sofort sättigend, aber inspirierend für dauerhafte Veränderungen.

Miriams Geschichte zeigt eindrücklich: Was anfänglich wie ein klassisches Burn-out aussah, entpuppte sich bei genauerer Betrachtung als ein komplexes hormonell-entzündliches Syndrom. Nur durch das parallele Justieren der verschiedenen Stellschrauben konnte sie wieder gesund werden. Es ist diese detektivische Arbeit, dieses Zusammensetzen der Puzzleteile, das mich in der Medizin so fasziniert.

Sie fragen sich vielleicht, was Miriams Geschichte mit Ihnen zu tun hat oder wie sie Ihnen helfen kann, das eigene Energieproblem zu lösen.

Nun, Miriams Geschichte ist kein Einzelfall. Sie ist vielmehr ein Paradebeispiel dafür, wie vielschichtig chronische Müdigkeit sein kann – und warum einfache Antworten hier selten greifen. Genau diese Vielschichtigkeit bildet den roten Faden dieses Buches. Wir werden gemeinsam einen neuen Kompass entwickeln, der Ihnen den Weg aus dem Energieloch zeigt – einen Kompass, der auf den neuesten wissenschaftlichen Erkenntnissen und langjährigen praktischen Erfahrungen basiert.

Wir werden das Thema von außen nach innen beleuchten: von den sichtbaren Auswirkungen bis zu den unsichtbaren Ursachen. Sie erfahren, warum chronische Müdigkeit zu einem Massenphänomen in Deutschland geworden ist und welche gesellschaftlichen und individuellen Faktoren dabei eine Rolle spielen. Danach nehmen wir die einzelnen, oft überraschenden Gründe für Ihre Erschöpfung genauer unter die Lupe – ohne uns in medizinischen Fachdetails zu verlieren.

Ich zeige Ihnen, wie Sie die subtile Sprache Ihres Körpers entschlüsseln können – diesen Vital-Code, der frühzeitig Hinweise auf potenzielle Probleme gibt. Wir besprechen, wie die Schilddrüse als unser Stoffwechsel-Gaspedal fungiert und warum sie bei Müdigkeit oft eine zentrale Rolle spielt, wie das unsichtbare Phänomen der Insulinresistenz zu einem unstillbaren Energieabfall führen kann und wie chronische, unsichtbare Entzündungen – die sogenannte *Silent Inflammation* – Ihren Körper auszehren. Auch Ihr Darmmikrobiom spielt hier eine wichtige Rolle. Schließlich entdecken wir die Bedeutung von ausreichendem und erholsamem Schlaf als wahres Elixier für Ihre Energie und verstehen, warum die kleinen Kraftwerke in Ihren Zellen, die Mitochondrien, so entscheidend für Ihre Vitalität sind. Und nicht zuletzt werfen wir einen Blick auf die faszinierende Welt der Hormone – die Dirigenten des Alterns unserer Lebensenergie.

Dieses Buch ist für Menschen geschrieben, die das Gefühl haben, dass ihre Energie im Alltag verloren gegangen ist, die sich wie ausgebrannt fühlen. Es ist für alle, die sich nicht mit einem pauschalen »Da ist nichts« abspeisen lassen wollen. Und es ist für alle, die bereit sind, die volle Verantwortung für ihre eigene Gesundheit zu übernehmen und mit kleinen, aber wirkungsvollen Schritten – meinen geliebten Micro-Preps – ihr Leben neu zu gestalten und neu zu erfahren. Es wird nicht immer leicht sein, denn jede nachhaltige Veränderung erfordert Anstrengung und das Verlassen der Komfortzone. Doch ich verspreche Ihnen: Der Weg lohnt sich. Die Aussicht, wieder voller Tatendrang, Lebensfreude und Sinn durchs Leben zu gehen, ist jede Anstrengung wert. Denn am Ende geht es um nichts Geringeres als Ihr vitales, energiegeladenes und selbstbestimmtes Leben.

Nicht zuletzt ist es mir wichtig, meinen Patientinnen und Patienten immer wieder Mut zu machen: Chronische Müdigkeit ist kein unabwendbares Schicksal, dem man hilflos ausgeliefert ist. Mit dem richtigen Wissen, einer präzisen, individuellen Diagnostik und einer maßgeschneiderten Therapie lassen sich die allermeisten Ursachen dieser lähmenden Erschöpfung gezielt behandeln und oft sogar vollständig beheben. Es braucht manchmal etwas Geduld, den festen Willen, neue Wege zu gehen, und die Bereitschaft, alte Gewohnheiten zu hinterfragen.

Seien Sie gespannt, lassen Sie sich überraschen und vor allem: Lassen Sie uns gemeinsam die chronische Müdigkeit ein für alle Mal in den Schatten verbannen und Ihrem Körper seine volle Leuchtkraft zurückgeben!

Doch lassen Sie uns zum Abschluss dieser Einführung eine unbequeme Wahrheit aussprechen, die vielleicht schockiert, aber gleichzeitig befreit: Wenn Sie chronisch müde sind, dann sind Sie NICHT selbst schuld! Hören Sie auf, sich diese Last selbst einzureden, die Ihnen Gesellschaft, Freunde oder sogar Ärzte unbewusst auferlegen. Chronische Müdigkeit ist keine

Frage von mangelnder Willenskraft, fehlender Disziplin oder einem »sich einfach mal zusammenreißen«. Genauso wenig wie ein gebrochenes Bein Ihre Schuld ist oder Übergewicht allein eine Frage des »Zu-viel-Fressens« ist – ein Mythos, den ich in meinem Buch *Schlank für Faule* für immer entlarvt habe.

Ihr Körper ist ein hyperkomplexes biologisches System, das auf unzählige innere und äußere Faktoren reagiert. Wenn Hormone verrücktspielen, der Stoffwechsel im Chaos versinkt, heimliche Entzündungen Ihr Inneres auszehren oder das Mikrobiom in Ihrem Darm aus dem Takt gerät, dann ist das keine Charakterschwäche, sondern eine ernst zu nehmende Störung. Es ist eine Krankheit, die Sie spüren, aber niemand sehen kann. Genau darum geht es in diesem Buch: Ihnen den Schlüssel zu geben, diese unsichtbaren Prozesse zu verstehen – und die Kontrolle über Ihre Energie zurückzugewinnen.

1
Die Landkarte der Müdigkeit – *ein Blick von außen nach innen*

Der Morgen beginnt oft mit Nebel im Kopf, die Energie ist niedrig, der Akku scheinbar auf Sparflamme. Ein Kaffee mag kurzfristig helfen, doch die Müdigkeit bleibt. Es ist, als ob ein verborgener Schalter im Inneren auf Dauermodus feststeckte, ohne die Möglichkeit, wirklich zur Ruhe zu kommen. Mit der Zeit schleicht sich ein subtiler Leistungsverlust in den Alltag – aus dem Morgenmuffel wird am Nachmittag ein regelrechter Zombie.

Die Ursachen dafür sind komplex und spiegeln die Realität unserer modernen Welt wider: eine Welt, die sich nicht nur schnell dreht, sondern in einem Tempo rast, das uns die Luft zum Atmen raubt. Wir werden überflutet mit Informationen und Reizen, die uns in ständiger Alarmbereitschaft halten. Die digitale Vernetzung macht uns rund um die Uhr erreichbar und verwischt die Grenzen zwischen Arbeit, Freizeit und selbst der Nachtruhe. Hinzu kommt der gesellschaftliche Druck, in *allen* Lebensbereichen – beruflich, privat, körperlich – perfekt funktionieren zu müssen und dabei stets ein makelloses Lächeln auf den Lippen zu tragen, selbst wenn innerlich alles brennt. Und als wäre das nicht genug, prasseln täglich globale Unsicherheiten auf uns ein, die unterschwellig Angst schüren und unsere Energiereserven weiter aufzehren.

Und seien wir mal ehrlich: Ich, als Autor verschiedener Optimierungsratgeber, trage an dieser Entwicklung vielleicht sogar eine klitzekleine Mitschuld, oder? Ich will ja schließlich mit gutem Beispiel vorangehen – selbst wenn das manchmal geradewegs in die Erschöpfung führt. Da drängt sich doch fast die ironische Frage auf, ob ausgerechnet ich der Richtige bin, um hier mahnend den Finger zu heben – wo ich doch selbst schon so oft erklärt habe, wie man das Leben noch optimaler gestalten kann.

Die ehrliche Antwort? Ich weiß es nicht. Aber vielleicht bin ich auch gerade wegen dieser Widersprüche genau der Richtige. Denn ich bin nicht nur ein Arzt, der Ihnen die Theorie erklärt, sondern vor allem auch ein Mensch. Und ja, ich kenne das Gefühl, wenn der Akku leer ist, wenn die Motivation flöten geht und die Selbstoptimierung eher nach einem Marathontraining für Fortgeschrittene klingt. Ich habe meine eigenen Höhen und Tiefen durchlebt, meine persönlichen Lernkurven absolviert – und das waren oft die Momente, in denen ich am meisten gelernt habe.

Ein anschauliches Beispiel dafür, wie ich eine meiner Lektionen gelernt habe, liefert mein Experiment mit Metformin vor dem Berlin-Marathon: Da nahm ich dieses Diabetes-Medikament, das in Tierversuchen das Leben verlängert hatte, in der Hoffnung, selbst ein paar zusätzliche Jahre rauszuholen. Das Ergebnis? Mein Körper wollte plötzlich nicht mehr. Er machte einfach schlapp – mitten im Berlin-Marathon!

Oder ich denke in diesem Zusammenhang auch an meine Döner-Testreihen mit dem Zuckersensor – einer ganz persönlichen Episode, die mir damals die Augen geöffnet hat: Ich war ja, wie Sie vielleicht wissen, schon immer ein Verfechter der gesunden Ernährung. Ein veganer Döner? Für mich klang das nach der perfekten leichten Mahlzeit, an die mein Blutzucker kaum einen Gedanken verschwenden würde – schließlich kein Fleisch, viel Gemüse. Ich erwartete, dass mein Körper das mühelos verstoffwechselt, fast schon im Schlaf. Doch dann kam dieser kleine aufklebbare Chip am Oberarm ins Spiel, mein persönlicher Zuckersensor, der meine Werte in Echtzeit aufs Handy beamte. Ein faszinierendes Stück Technik, das mir schonungslos die Wahrheit verriet: Mein Blutzucker schoss nach diesem

»harmlosen« Döner in ungeahnte Höhen, Werte, die man sonst nur von Diabetikern kennt! Das war ein echter Schock für mich als Gesundheitsapostel und bekennenden Biohacker. Wie konnte es sein, dass dieses vermeintlich gesunde Essen meinen Blutzucker in die Stratosphäre katapultierte?

Diese persönliche Erfahrung lehrte mich eine entscheidende Lektion: Es ist eben nicht immer die reine Kalorienbilanz, die zählt, oder ob etwas vordergründig »gesund« erscheint. Die eigentliche Erkenntnis kam aber erst nach weiteren Testläufen und einigem Grübeln: Ein zünftiger Verdauungsspaziergang direkt nach dem Essen konnte eine Zuckerspitze fast komplett abfangen. Der Blutzucker blieb im Rahmen, die Achterbahnfahrt des Insulins – die sich sonst über Stunden hingezogen und mich anschließend träge und müde gemacht hätte – wurde spürbar gemildert. Aus dem einfachen »Veganer Döner rein, nicht-veganer Hüftspeck rauf!« wurde plötzlich eine komplexere Gleichung aus zeitlicher Abfolge und der richtigen Aktivität danach. Es war für mich die anschauliche Erkenntnis, dass selbst vermeintlich »gute« Lebensmittel, wenn sie im falschen Kontext oder ohne die passende Reaktion des Körpers aufgenommen werden, unerwartete Auswirkungen auf unseren Stoffwechsel und damit unser Energielevel haben können. Diese persönliche Lernkurve hat mein Verständnis von Ernährung und Stoffwechsel grundlegend verändert – und zeigt, dass selbst ein »Experte« wie ich immer wieder Neues dazulernen und alte Annahmen hinterfragen muss.

Und wissen Sie, was ich dabei noch gelernt habe, was vielleicht sogar noch wichtiger ist als die beste Marathonzeit oder der perfekte Zuckerspaziergang? Dass dieser ganze Druck, den wir uns – und ich mir als angeblicher Lebensoptimierer vielleicht ganz besonders – machen, um in *allen* Bereichen perfekt zu sein, uns nicht nur die Lebensfreude raubt. Er zehrt auch heimlich an unserer Lebensspanne, ohne dass wir es merken. Es ist wie ein unsichtbarer Brandbeschleuniger im Inneren. Denn dieses ständige Streben nach dem »Immer-mehr« und »Immer-besser« löst im Körper ganz subtile Entzündungsprozesse aus und bringt unsere Hormone gehörig durcheinander. Der Körper ist ja keine Maschine, die man einfach tunen kann, ohne dass es Konsequenzen hat. Diese anhaltenden inneren Alarmzustände, dieses Gefühl, ständig auf der Hut sein zu müssen, schlagen sich in der Biologie nieder. Es kostet Energie, viel Energie, die uns dann für die eigentlich schönen Dinge im Leben fehlt. Und genau diese anstrengenden inneren Prozesse – diese heimliche Dauerbelastung durch Perfektionismus – sind am Ende mitverantwortlich für die Müdigkeit, über die wir in diesem Buch so ausführlich sprechen werden. Manchmal ist »Weniger ist mehr« eben nicht nur ein kluger Spruch, sondern die ultimative Biohack-Strategie für ein vitales Leben.

Gesellschaftliche Faktoren – wie die moderne Welt uns auslaugt

Nachdem wir uns nun ausführlich mit den persönlichen Aspekten der Müdigkeit auseinandergesetzt haben und ich Ihnen dabei ein paar intime Einblicke in meine eigenen »Optimierungsversuche« geben durfte, wird es Zeit, den Blick zu weiten. Denn das Phänomen der allgemeinen Erschöpfung ist wie ein unsichtbarer Teppich aus zäher Melancholie, der sich nicht nur über mich und meinen Körper, sondern auch über das Land legt, und somit ist es nicht länger nur eine individuelle Angelegenheit. Es ist auch ein Produkt unserer Zeit, eine direkte Folge der gesellschaftlichen Strömungen, in denen wir uns tagtäglich bewegen. Die moderne Welt macht uns müde, weil sie uns gnadenlos auslaugt.

Da wäre zunächst einmal die Digitalisierung. Klingt harmlos, oder? Ein Leben ohne Smartphone, ohne Internet, ohne ständige Erreichbarkeit – undenkbar! Doch diese Vernetzung hat ihren Preis. Wir sind quasi ständig »online«, permanent im Fluss. Die Grenzen zwischen Arbeitszeit und Freizeit sind verschwommen wie ein Aquarell im Regen. Selbst im Urlaub checken wir noch schnell die E-Mails, und am Sonntagabend plant man gedanklich schon die kommende Arbeitswoche, weil das Smartphone ohnehin alle Termine parat hält. Wir haben verlernt, den »Aus-Knopf« zu betätigen, den Moment des wahren Abschaltens. Stattdessen sind wir in einem Zustand des dauernden Bereitschaftsmodus gefangen, immer darauf eingestellt, auf die nächste Nachricht, den nächsten Tweet, die nächste dringende Anfrage zu reagieren. Unser Gehirn, dieses Wunderwerk der Evolution, das eigentlich für Phasen der Anspannung und Entspannung geschaffen wurde, kennt kaum noch wahre Ruhe. Es ist wie ein Computer, der nie heruntergefahren wird – irgendwann läuft er heiß, wird langsam und stürzt ab. Und das ist dann unsere bleierne Erschöpfung.

Hand in Hand mit der Digitalisierung geht der Leistungsdruck: immer schneller, immer besser, immer mehr – überall lauert die Erwartung, dass wir nicht nur mithalten, sondern uns ständig übertreffen müssen. Wer rastet, der rostet – so das ungeschriebene Gesetz. Aber was, wenn wir einfach mal rosten wollen, um wieder Energie zu tanken? Der Körper schüttet Stresshormone aus, der Stoffwechsel läuft auf Hochtouren, ohne echte Regenerationsphase. Das ist kein Sprint, das ist ein Ultramarathon, bei dem die Ziellinie immer weiter nach hinten verschoben wird.

Und dann wären da noch die Krisen. Ach, die Krisen. Man könnte meinen, das Leben hätte sich vorgenommen, uns in den letzten Jahren besonders auf die Probe zu stellen. Da war zunächst einmal die Coronapandemie, die uns alle in einen Ausnahmezustand versetzte. Die Unsicherheit, die Angst vor einer unsichtbaren Bedrohung, die Isolation, die plötzliche Umstellung des Alltags – all das hat tiefe Spuren hinterlassen. Wir lebten im Daueralarm, unser Immunsystem und unser Nervensystem standen im permanenten Kampfmodus. Und kaum hatten wir uns halbwegs davon erholt, rollte die nächste Welle an Belastungen auf uns zu: der Krieg in Osteuropa, die damit verbundenen globalen Ängste, die steigenden Energiepreise, die Inflation. Plötzlich war die Welt, die wir kannten, nicht mehr sicher: Ständige Nachrichten über politische Veränderungen und bröckelnde Gewissheiten erzeugen diffuse Zukunftsangst.

Jede dieser Krisen für sich genommen wäre schon eine enorme psychische und physische Belastung. Doch das Fatale ist ihre Überlagerung, ihr andauerndes Ineinandergreifen, das uns kaum eine Verschnaufpause lässt. Wir sind im Grunde in einem Zustand des dauerhaften Schocks gefangen, ohne echte Verarbeitung und Erholung. Und wer, wenn nicht die Medien, ist der Dirigent dieses apokalyptischen Orchesters? Sie spielen uns diese anstrengenden Entwicklungen quasi in Echtzeit direkt aufs Handy. Früher musste man noch auf die Abendnachrichten warten oder eine Zeitung kaufen, um vom Weltgeschehen zu erfahren; heute ist der »Mini-Katastrophen-Sender« in der Hosentasche unser ständiger Begleiter. Jede Eilmeldung, jede Breaking News, jede alarmierende Schlagzeile erreicht uns sofort, ungefiltert und ohne Pause.

Der Krieg, die Pandemie, die politischen Turbulenzen – all das wird zu einem konstanten Hintergrundrauschen unseres Alltags, aus dem wir kaum entfliehen können. Es gibt keine Pufferzonen mehr, keine bewusste Entscheidung, wann und wie wir uns den schlechten Nachrichten aussetzen. Wir sind ständig auf Sendung, ununterbrochen bereit für die nächste Hiobsbotschaft. Das zehrt nicht nur an den Nerven, sondern auch an unserer tiefsten Energiequelle, denn der Körper reagiert auf jeden Alarm mit einer Aktivierung des Stresssystems. Wenn dieser Alarm nie wirklich verstummt, ist es kein Wunder, dass unsere Batterien leer sind. Diese gesellschaftlichen Faktoren schaffen ein Umfeld, in dem konstante Energie zu einem wahren Luxusgut wird, und erklären, warum so viele von uns im permanenten Zustand der Erschöpfung gefangen sind. Es ist ein kollektiver Jetlag, aus dem wir nur schwer erwachen.

Der individuelle Faktor – warum es nicht an Ihrer Willenskraft liegt

Nachdem wir uns die gesellschaftlichen Strömungen angesehen haben, die unsere Müdigkeit speisen, ist es von entscheidender Bedeutung, den Blick auf das zu richten, was oft missverstanden wird: Müdigkeit. Das Gefühl der Erschöpfung, das sich durch den Tag zieht, ist kein Zeichen von persönlicher Schwäche, mangelnder Disziplin oder Willenskraft. Vielmehr steckt ein komplexes Zusammenspiel biologischer, psychologischer und lebensstilbedingter Faktoren dahinter, das sich subtil in Körper und Geist zeigt. Sie können sich noch so sehr anstrengen, »positiv zu denken« oder sich »einfach zusammenzureißen« – ohne funktionierende Mechanismen kämpfen Sie gegen Windmühlen.

Um das besser zu verstehen, betrachten wir die wichtigsten biologischen und psychologischen Faktoren im Einzelnen:

Schlafgewohnheiten: Schlaf ist weit mehr als eine Pause – er ist eine biologische Notwendigkeit. Doch in unserer 24/7-Gesellschaft, in der Effizienz und Produktivität an erster Stelle stehen, wird Schlaf oft als verschwendete Zeit angesehen. Wir kürzen ihn, um mehr in den Tag zu packen, und unterschätzen die tiefgreifenden Auswirkungen auf unsere kognitiven Funktionen, unsere Stimmung und unser Immunsystem. Ein chronisches Schlafdefizit schaltet den Körper in einen dauerhaften Stresszustand, der die Nebennieren überfordert und zu einer Dysregulation von Hormonen wie Cortisol führt. Das Ergebnis? Wir fühlen uns müde, obwohl wir theoretisch »genug« geschlafen haben, weil die Regenerationsphasen fehlen.

Ernährung: Bestimmte Lebensmittel können schnelle Energiespitzen und -abfälle auslösen, die uns in ein Tief stürzen lassen. Industriell verarbeitete Lebensmittel, reich an Zucker und einfachen Kohlenhydraten, treiben den Blutzuckerspiegel in wilde Auf-und-ab-Bewegungen und überfordern das System mit ständiger Insulinausschüttung. Ein Mangel an essenziellen Nährstoffen – Vitaminen, Mineralien, gesunden Fetten – kann die Zellfunktion beeinträchtigen und die Energieproduktion in den Mitochondrien, den Kraftwerken unserer Zellen, drosseln. Es ist wie der Versuch, ein Hochleistungsauto mit minderwertigem Benzin zu betreiben – es mag fahren, aber die Leistung ist weit unter dem Optimum.

Stress: Auch psychologische Faktoren spielen eine immense Rolle. Stress, sei es durch berufliche Belastung, private Konflikte oder andauernde Zukunftssorgen, aktiviert unser sympathisches Nervensystem – den Kampf-oder-Flucht-Modus. Dieser Zustand ist für kurze Zeiträume ausgelegt, nicht für eine Dauerbelastung. Wenn er chronisch wird, führt er zur Erschöpfung der körpereigenen Energiereserven, zu Schlafstörungen und einer erhöhten Entzündungsbereitschaft. Depressionen, Angststörungen und Burn-out sind nicht nur psychische Leiden, sondern haben auch tiefgreifende physische Auswirkungen, die sich in anhaltender Müdigkeit zeigen können. Es ist ein Teufelskreis, in dem sich psychische Belastung und körperliche Erschöpfung gegenseitig verstärken.

Genetik: Und nicht zuletzt sind wir auch genetisch unterschiedlich veranlagt. Manche Menschen sind von Natur aus energiegeladener, andere benötigen mehr Ruhe und Erholung. Dies ist keine Entschuldigung für Passivität, sondern eine Erkenntnis, die uns hilft, realistische Erwartungen an uns selbst zu stellen und individuelle Strategien zu entwickeln. Der Vergleich mit anderen, die scheinbar mühelos alles schaffen, kann zusätzlichen Druck erzeugen und das Gefühl der eigenen Unzulänglichkeit verstärken, obwohl die biologischen Voraussetzungen schlichtweg andere sind.

Der Kern dieser Erkenntnis ist: Müdigkeit zeigt Ihnen an, dass Ihr System aus der Balance geraten ist. Es ist kein Hinweis, dass Sie etwas falsch gemacht haben, sondern ein Aufruf zur Achtsamkeit. Wenn wir diese Signale ignorieren und versuchen, sie mit Willenskraft zu überwinden, riskieren wir, uns noch tiefer in den Strudel der Erschöpfung ziehen zu lassen. Es geht nicht darum, härter zu kämpfen, sondern intelligenter zu handeln – die wahren Ursachen zu erkennen und gezielte Maßnahmen zu ergreifen.

Wichtige Erkenntnisse auf einen Blick

Das Problem im Fokus

- Chronische Müdigkeit ist ein weitverbreitetes Phänomen, das über reinen Schlafmangel hinausgeht.
- Sie ist keine persönliche Schwäche, sondern eine komplexe Reaktion des Körpers auf vielfältige Belastungen.

Die Ursachen im Überblick

- Gesellschaftliche Faktoren: Ständige digitale Erreichbarkeit, Leistungsdruck und eine Flut globaler Krisen laugen uns aus.
- Individuelle Faktoren: Schlafmangel, ungesunde Ernährung, chronischer Stress, Nährstoffdefizite sowie genetische Veranlagung tragen erheblich zur Müdigkeit bei.

Der Lösungsansatz

- Müdigkeit sollte als Signal verstanden werden, das auf ein Ungleichgewicht hinweist.
- Es ist entscheidend, die wahren Ursachen zu erkennen und gezielt anzugehen, statt nur Symptome zu bekämpfen.
- Das Buch bietet Biohacking-Methoden (Micro-Preps) zur Selbsthilfe.

Lassen Sie uns nun tiefer in das Innere des Körpers eintauchen und die »Geheimsprache« entschlüsseln, die auf Erschöpfung und Dysbalancen hinweist. Sie erfahren, welche Rolle Hormone, Neurotransmitter, Darmgesundheit und Entzündungsprozesse spielen und wie moderne Diagnostik sowie ein geschärftes Bewusstsein Ihnen helfen können, die wahren Ursachen Ihrer Müdigkeit zu erkennen. So legen Sie den Grundstein für Ihren ganz persönlichen Energieplan.

2
Die Geheimsprache des Körpers –
Ihren biologischen Code entschlüsseln

Die ewige Müdigkeit. Sie kennen das: Der Wecker klingelt, doch Sie fühlen sich, als hätten Sie kaum geschlafen. Jede Bewegung erfordert enorme Anstrengung, und der Tag wirkt wie eine unüberwindbare Hürde. Sie sind müde. Nicht nur ein bisschen, sondern auf eine Weise, die tief sitzt und Sie dauerhaft beeinträchtigt. Die gute Nachricht: Oft ist es keine normale Müdigkeit. Es ist Ihr Körper, der Ihnen etwas Wichtiges zuflüstert, ein leises SOS, das wir in diesem Buch entschlüsseln werden. Denn Ihr Körper ist ein Meister der Kommunikation, ein brillanter Botschafter, der unablässig Signale aussendet, lange bevor ernsthafte Probleme beginnen. Es gibt nur ein Problem: Sie sprechen diese Sprache nicht – und deshalb verstehen Sie die Signale Ihres Körpers häufig falsch. Diese verborgene »Geheimsprache« nenne ich den Vital-Code. Und ihn zu verstehen, ist der erste Schritt, die chronische Müdigkeit abzuschütteln.

Die subtilen Signale des Körpers – das Frühwarnsystem für Ihre Gesundheit

Der Vital-Code ist Ihr ganz persönliches Frühwarnsystem – eine Art interne Wartungsmeldung, lange bevor der »TÜV« Sie aus dem Verkehr zieht. Vielleicht denken Sie, Ihr Körper sei wie ein Auto, das Sie zuverlässig durchs Leben bringt und erst dann Probleme macht, wenn es qualmend am Straßenrand liegen bleibt und ein Warnblinklicht nach dem anderen angeht. Aber das stimmt nicht: Ihr Körper ist ein hochmodernes Raumschiff, das Sie durch die Galaxie namens Leben steuert – eine Reise, die immer wieder von Turbulenzen durchgeschüttelt wird. Und ein guter Pilot wartet nicht, bis der Hyperantrieb explodiert oder der Sauerstofftank leer ist, bevor er handelt, oder? Er achtet auf jedes noch so kleine Warnsignal: ein flüchtiges Flackern am Armaturenbrett, ein ungewöhnliches Geräusch im Maschinenraum, eine minimale Kursabweichung.

Genau das ist der Vital-Code: keine lauten Schreie, die Sie aus dem Schlaf reißen, sondern eine ganze Flotte von leisen, oft unscheinbaren Signalen, die auf erste Ungleichgewichte oder Risiken hinweisen – lange bevor sie zu einer ernsthaften Bedrohung werden. Was, wenn die Müdigkeit gar keine Müdigkeit, sondern ein Warnsignal des Raumschiffs Körper ist, das Sie tagtäglich spüren? Die Müdigkeit ist dann nicht nur eine Störung, die Ihnen die Lebensqualität raubt, sondern ein Zeichen, dass etwas Grundlegendes nicht stimmt – etwas, das später zur Krankheit werden kann.

Im Gegensatz zu offensichtlichen Symptomen einer manifesten Krankheit, wie beispielsweise einem akuten Bandscheibenvorfall nach einer übermäßigen Belastung, ist der Vital-Code subtiler und daher leicht zu übersehen. Er zeigt sich vielleicht als leichtes Ziehen in der Schulter lange vor dem eigentlichen Schmerz, als anhaltende Müdigkeit am Nachmittag oder als kleine Hautveränderungen. Diese stillen Hinweise deuten auf molekulare oder zelluläre Ungleichgewichte im Körper hin und treten lange vor einer klassischen medizinischen Diagnose auf. Sie erfordern bewusste Wahrnehmung und eine spezifische Interpretation, um die zugrunde liegenden Ursachen zu verstehen.

Solche Vital-Codes sind kleine, aber entscheidende Puzzleteile in Ihrem Gesundheits-Detektivspiel, die uns besonders im Zusammenhang mit Müdigkeit begegnen werden:

Unerklärliche Heißhungerattacken: Dazu gehören plötzliche, übermächtige und oft unkontrollierbare Gelüste nach zuckerhaltigen oder kohlenhydratreichen Lebensmitteln. Sie sind oft ein sehr frühes und klares Zeichen für einen entgleisten Blutzucker- und Insulinspiegel, der nach schneller, aber eben oft auch ungesunder Energie ruft. Der Körper ist süchtig nach Zucker, und das ist ein Problem, das Sie nicht ignorieren sollten.

Stielwarzen oder dunkle Hautveränderungen: Kleine, weiche Stielwarzen, die gerne am Hals, im Nacken oder in den Achselhöhlen auftauchen, oder dunklere, samtige Hyperpigmentierungen der Haut in diesen Bereichen (medizinisch *Acanthosis nigricans* genannt) können auf eine beginnende Insulinresistenz hindeuten – ein kosmetisches Detail mit einer tiefen, ernsten biologischen Botschaft, die förmlich schreit: »Schau mal auf deinen Zuckerstoffwechsel!«

Störungen im Schlaf-wach-Rhythmus: Auch leichte, aber hartnäckige Veränderungen im Schlaf-wach-Rhythmus sind wichtige Signale. Es geht nicht darum, sich mal unausgeschlafen zu fühlen, weil die Party zu lang war, sondern um subtile Abweichungen vom gewohnten Rhythmus. Vielleicht fällt Ihnen auf, dass Sie zu bestimmten Zeiten nachts besonders wach sind, obwohl Sie eigentlich müde sein sollten, oder dass Sie nicht mehr in den tiefen, erholsamen Schlaf finden können. Solche Muster, die auf Ihrer Smartwatch als Veränderungen der Herzfrequenzvariabilität (HRV) oder des nächtlichen Ruhepulses sichtbar werden, können auf hormonelle Dysbalancen, chronischen Stress oder eine beginnende Überlastung des Nervensystems hindeuten, die Ihre Erholung sabotiert und Sie tagsüber müde macht.

Veränderte Blutmarker: Des Weiteren sind subtile, aber persistente Verschiebungen in Blutwerten oder deren Verhältnissen von Bedeutung. Hier sprechen wir nicht von offensichtlich erhöhten Werten, die eine Krankheit sofort anzeigen, sondern von feineren Verschiebungen in den Verhältnissen bestimmter Marker (z. B. ein leicht erhöhtes Verhältnis von neutrophilen Granulozyten zu Lymphozyten oder Entzündungsmarkern, die sich noch im unteren Normbereich bewegen). Diese stillen Entzündungen sind oft die heimlichen Drahtzieher Ihrer Müdigkeit, da sie die Energieproduktion auf Zellebene beeinträchtigen.

Brain Fog/Gehirnnebel: Schließlich können auch unerklärlicher Brain Fog oder Konzentrationsschwierigkeiten Vital-Codes sein. Wenn Ihre Gedanken verschwommen sind, Sie sich nur schwer konzentrieren können oder das Gefühl haben, durch einen dichten Nebel zu waten, kann dies auf unterschwellige Entzündungen im Gehirn, Nährstoffmängel oder eine Überlastung des Stresssystems hinweisen – alles Faktoren, die sich in chronischer Müdigkeit manifestieren.

Der Vital-Code spricht eine Sprache, die gelernt werden muss. Sie ist nicht intuitiv, weil wir in unserer reizüberfluteten, auf schnelle Befriedigung und laute Signale ausgerichteten Welt oft verlernt haben, auf die leisen Töne unseres Körpers zu achten. Wir überhören sie, ignorieren sie oder schreiben sie dem »normalen Alltag« zu. Doch genau hier liegt die Gefahr.

Warum wir auf diese Signale hören sollten

Warum aber sollten wir uns die Mühe machen, diesen Vital-Code zu entschlüsseln, und dem leisen Flüstern unseres Körpers ernsthaft Gehör schenken? Warum sollten wir uns nicht einfach treiben lassen und abwarten, was das Leben so bringt? Ganz einfach: weil er uns die einzigartige und unbezahlbare

Möglichkeit gibt, vom passiven Beifahrer zum aktiven, selbstbestimmten Piloten unseres Lebens zu werden. Wenn Sie auf einen Vital-Code achten, warten Sie eben *nicht* einfach tatenlos, bis der Rauchmelder schrillt und der Brand schon lichterloh lodert. Nein, Sie bemerken den ersten, feinen Rauchgeruch, noch bevor die Flammen überhaupt sichtbar werden, und können das Feuer im Keim ersticken, bevor es überhaupt gefährlich wird. Das ist der Kern der modernen Präventivmedizin, die darauf abzielt, Krankheiten zu verhindern, anstatt nur hilflos auf ihre Manifestation zu warten und sie dann mühsam und oft mit großen Einschränkungen zu behandeln, wenn der Schaden bereits angerichtet ist. Es geht darum, die Weichen für Ihre Gesundheit neu zu stellen, und zwar lange, *lange* bevor Sie auf eine medizinische Intervention, das Skalpell eines Chirurgen oder gar das Pflegeheim angewiesen sind. Denken Sie daran: Die beste Therapie ist die, die Sie niemals brauchen – die, die eine Krankheit verhindert, bevor sie überhaupt entsteht.

Wenn wir die feinen Signale unseres Körpers, diese leisen Botschaften des Vital-Codes, beiseitewischen oder sie achselzuckend als »normalen Verschleiß« abtun, nur weil »das ja alle haben«, dann spielen wir mit dem Feuer. Denn genau diese kleinen Ungleichgewichte, die heute vielleicht »nur« Ihre Energie rauben und Sie zermürbend müde machen, entwickeln sich über Jahre zu ausgewachsenen, oft irreversiblen Problemen. Ein Blick auf die zugrunde liegenden Ursachen lohnt sich daher doppelt: Wenn Sie lernen, Ihren Vital-Code zu entschlüsseln, und die Ratschläge in diesem Buch beherzigen, dann werden Sie nicht nur Ihre chronische Müdigkeit in den Griff bekommen und wieder vor Energie sprühen, sondern ganz nebenbei auch den Grundstein legen, um viele schwere Erkrankungen der Zukunft zu vermeiden.

Denken Sie an die Insulinresistenz, die wir schon kurz gestreift haben: eine unbehandelte, schleichende Störung, die heute schon dafür sorgt, dass Ihre Zellen hungern, obwohl der Kühlschrank voller Energie ist. Das äußert sich für Sie als anhaltende, zermürbende Müdigkeit, weil Ihre Zellen nicht effizient mit Treibstoff versorgt werden. Unbeachtet führt sie dann zu einem manifesten Typ-2-Diabetes, was wiederum ein deutlich erhöhtes Risiko für Herzinfarkt, Schlaganfall, Nierenerkrankungen und sogar Amputationen mit sich bringt – alles andere als ein Zuckerschlecken! Oder die chronischen, stillen Entzündungen, die sich oft nur in diffusen Müdigkeitsgefühlen oder unerklärlichen Gelenkschmerzen äußern. Sie verzehren Energie auf Zellebene und führen zu einer tief sitzenden Erschöpfung, die sich nicht einfach wegschlafen lässt, während sie im Hintergrund das Risiko für Autoimmunerkrankungen, Herz-Kreislauf-Erkrankungen und verschiedene Krebsarten erhöhen. Und wenn Ihr Stresssystem dauerhaft aus dem Takt geraten ist – signalisiert durch chronisch erhöhten Ruhepuls, schlaflose Nächte oder diffuse Ängste –, dann mündet das nicht selten in einem ausgewachsenen Burn-out oder einer Depression.

Und auch hier ist die überwältigende Müdigkeit das führende Symptom, das Ihnen den letzten Nerv raubt und Sie wie ein Zombie wirken lässt. All diese Entwicklungen beeinträchtigen nicht nur unsere Lebensqualität massiv und rauben uns die notwendige Energie für die schönen Dinge im Leben, sondern verkürzen auch unsere gesunde Lebensspanne, die sogenannte Healthspan, und letztendlich unsere Gesamtlebenszeit. Und ganz ehrlich: Wer will schon »alt und krank« sein, wenn »alt und fit« auch möglich ist und man noch mit seinen Urenkeln auf der Familienfeier tanzen kann?

Der Vital-Code ist also kein esoterischer Hokuspokus, den man nur bei Vollmond praktiziert, oder ein Luxus für Gesundheitsnerds mit zu viel Zeit und zu viel Geld. Er ist eine absolute Notwendigkeit im pragmatischen Streben nach einem langen, gesunden und vitalen Leben. Er ermöglicht uns, vom reaktiven Notarzt-Modus (»Ich bin krank, welche Pille kann mir der Arzt noch schnell geben, bevor es zu spät ist?«) zur proaktiven, selbstbestimmten Gesundheitsgestaltung überzugehen (»Was kann ich *jetzt* tun, damit ich gar nicht erst krank werde, und wie kann ich meine Vitalität auf das absolute Maximum steigern?«). Es ist die ultimative Chance, das Ruder selbst in die Hand zu nehmen, die Segel neu zu setzen und Kurs auf ein selbstbestimmtes, energiegeladenes Leben zu nehmen, anstatt vom Schicksal der Krankheit überrascht zu werden. Wer seinen Vital-Code versteht und darauf reagiert, wird zum bewussten Gestalter der eigenen Gesundheit – und das ist doch ein viel cooleres Lebensziel, als nur zu hoffen, dass der Arzt irgendwann die richtige Tablette hat und man die Augen davor verschließen kann, oder?

Erste Schritte zur Wahrnehmung – den eigenen Körper verstehen

Sie haben es bereits gehört: Es gibt nicht den einen Müdigkeitstyp. Wir sind eben nicht einfach nur »chronisch müde«. Nein, wir sind vielleicht Entzündungs-müde, Hormon-müde oder Stress-müde. Und wenn wir dieser Müdigkeit wirklich auf den Leib rücken wollen, dann müssen wir genau verstehen, welcher Müdigkeitstyp wir eigentlich sind. Denken Sie nur an Kopfschmerzen in der Medizin: Als Arzt würde ich einen Patienten mit einem Spannungskopfschmerz, der eher aus dem Nacken oder den Gesichtsmuskeln kommt, niemals genauso behandeln wie jemanden mit einer ausgewachsenen Migräne. Und ich würde auch einen Menschen mit Kopfschmerzen aufgrund von Bluthochdruck nicht mit den gleichen Maßnahmen versorgen wie einen kurzsichtigen Menschen, der deshalb Kopfweh bekommt. Genauso verhält es sich auch mit Ihrer Müdigkeit. Wir müssen also erst verstehen, *warum* Sie müde sind, um die richtigen Lösungen zu finden.

Im nächsten Kapitel werden wir gemeinsam einen Müdigkeitstest machen, um Ihrer persönlichen chronischen Müdigkeit etwas näher auf die Schliche zu kommen. Doch bevor wir uns in diesen Test stürzen, sollten wir uns das Konzept des Vital-Codes noch einmal kurz vor Augen führen. Denn auch ohne den direkten Gang zum Arzt oder einen strukturierten Test verrät uns die Art, wie wir leben und wie wir in uns hineinhören, schon einiges über unsere ganz persönliche Müdigkeit.

Das Erkennen Ihres persönlichen Vital-Codes erfordert zunächst Achtsamkeit und bewusste Selbstbeobachtung. In unserem oft viel zu schnellen Alltag, in dem wir wie auf Autopilot funktionieren und von Reizen nur so überflutet werden, haben wir leider verlernt, auf diese feinen Signale zu achten. Es ist fast so, als würden wir versuchen, ein leises Flüstern während eines Rockkonzerts zu verstehen – eine fast unmögliche Aufgabe, wenn man nicht ganz genau hinhört und sich wirklich konzentriert. Doch zum Glück gibt es einfache, aber erstaunlich wirkungsvolle Wege, diese innere Wahrnehmung wieder zu schulen und die oft vernachlässigte Beziehung zu Ihrem Körper aufs Neue zu vertiefen.

Hören Sie bewusst in sich hinein. Das sind Ihre persönlichen Achtsamkeits-Micro-Preps. Micro-Preps sind meine ganz persönliche Erfindung: kleine, scheinbar unbedeutende, gezielte Interventionen im Alltag, die, wenn man sie regelmäßig durchführt, überproportional große Auswirkungen auf Ihren Körper und Ihre Gesundheit haben. Dabei geht es nicht um übermäßiges Grübeln oder die zwanghafte Interpretation jeder kleinen Körperregung als Krankheit. Vielmehr ist eine bewusste und achtsame Wahrnehmung des aktuellen Zustands gemeint. Diese systematische Beobachtung sollte nicht erst erfolgen, wenn bereits deutliche Beschwerden wie Gelenkschmerzen, Rückenschmerzen oder massive Müdigkeit auftreten. Solche Phasen der Selbstreflexion sind als strukturiertes Training zu verstehen, das die feste Einplanung von Momenten im Tagesablauf erfordert. Hierbei ziehen Sie sich kurz zurück, um bewusst zu erfassen, was in Ihrem Körper und mit Ihnen geschieht. Diese geplanten Momente sind essenziell und sollten nicht dem Zufall überlassen werden. Vielleicht haben Sie auch eine Smartwatch oder ein Smartphone, das Sie hier unterstützen kann. Stellen Sie doch einfach den Wecker auf 14:06 Uhr und lassen Sie sich daran erinnern, einmal kurz innezuhalten. Was haben Sie gerade gemacht? Was ist gerade los? Und was wird in den nächsten Stunden passieren? Wie geht es Ihnen? Tut Ihnen etwas weh? Wie ist Ihre Müdigkeit zu diesem Zeitpunkt?

Um das noch einmal deutlich zu sagen: Es geht hier nicht um esoterisches In-sich-Hineinhorchen oder um die Entdeckung von tieferliegenden psychologischen Problemen. Es geht darum, die subtile Sprache unseres Körpers wahrzunehmen, um die Ursachen der chronischen Erschöpfung herauszufinden. Diese sind zwar häufig auch körperlich, entziehen sich aber normalen Untersuchungen beim Arzt. Deshalb müssen wir versuchen, selbst Muster zu entdecken, um der Störung auf die Schliche zu kommen.

Bleiben Sie geduldig und nachsichtig mit sich – der Marathon ist das Ziel. Das Entschlüsseln des Vital-Codes ist ein iterativer Lernprozess, keine einmalige Aufgabe, die Sie mit einem einzigen Wisch erledigen. Sie werden nicht über Nacht zum Meister der Körperkommunikation oder zum Sherlock Holmes Ihrer eigenen Biologie. Es braucht Zeit, Übung und die unbedingte Bereitschaft, alte Denkmuster zu hinterfragen und neue Gewohnheiten zu etablieren. Seien Sie nicht frustriert, wenn Sie nicht sofort alle Zusammenhänge erkennen oder zwischendurch mal Rückschläge erleben – das gehört dazu, das ist das Leben! Jeder noch so kleine Schritt in Richtung besserer Selbstwahrnehmung und größerer Eigenverantwortung ist ein unschätzbarer Gewinn für Ihr Lebenskonto. Betrachten Sie diese Reise als ein lebenslanges Abenteuer der Selbstentdeckung, bei dem Sie immer wieder neue, faszinierende Facetten Ihres Körpers und Geistes kennenlernen werden – und vielleicht sogar ein bisschen stolz sind, wie gut Sie ihn mittlerweile verstehen.

Wichtige Erkenntnisse auf einen Blick

Das Problem im Fokus

- Unerklärliche, anhaltende Müdigkeit ist ein leises SOS des Körpers, das auf ein Ungleichgewicht hinweist.
- Diese »Geheimsprache« des Körpers, der Vital-Code, wird oft missverstanden oder übersehen.

Die Ursachen im Überblick

- Vital-Codes sind: subtile Signale wie Heißhungerattacken (entgleister Blutzucker/Insulin), Hautveränderungen (z. B. Stielwarzen = Insulinresistenz), Schlaf-wach-Rhythmus-Störungen (HRV, Ruhepuls = hormonelle Dysbalance, Stress), leichte Verschiebungen in Blutwerten (z. B. NLR = stille Entzündungen) und Brain Fog.
- Tiefere Ursachen: Diese Vital-Codes deuten auf molekulare oder zelluläre Ungleichgewichte hin, lange bevor manifeste Krankheiten sichtbar werden.

Der Lösungsansatz

- Sie lernen, den Vital-Code zu verstehen und zu interpretieren, um frühzeitig handeln und Krankheiten verhindern zu können.
- Bewusste Selbstbeobachtung und Achtsamkeit (Micro-Preps) dienen als erste Schritte, um diese Signale wahrzunehmen.
- Sie verwandeln sich vom passiven Beifahrer zum aktiven Piloten Ihrer eigenen Gesundheit.

Freuen Sie sich auf die Entdeckung Ihres persönlichen Müdigkeitstyps. Mit einem wegweisenden Test lernen Sie, Ihre individuelle Erschöpfung besser zu verstehen. Machen Sie sich bereit, Ihren Körper auf eine völlig neue Weise zu entdecken und seine geheime Sprache zu entschlüsseln – es wird eine spannende Reise!

3
Ihr persönlicher Müdigkeitstyp – *der Müdigkeitstest und seine Farben*

Nachdem wir das Konzept des Vital-Codes kennengelernt und ein bisschen in uns reingehorcht haben, soll es nun etwas wissenschaftlicher zugehen: Wir wenden uns Ihrem persönlichen Müdigkeitstyp zu. Denn so unterschiedlich, wie unsere Lebenswege sind, so verschieden zeigt sich auch die Müdigkeit. Die einen fühlen sich morgens wie gerädert, andere kämpfen erst am Nachmittag mit dem berüchtigten Energieloch. Manche sind körperlich erschöpft, wieder andere spüren vor allem die seelische Schwere. Und dann gibt es die, die eigentlich alles »richtig« machen und trotzdem nicht aus dem Quark kommen.

Genau hier setzt unser Test an. Er ist kein medizinisch validiertes Diagnose-Tool, sondern ein Tool, das Ihnen helfen soll, Ihren ganz persönlichen Müdigkeitstyp ein wenig besser einzuordnen. Sie müssen sich dabei nicht unter Leistungsdruck setzen – es gibt kein Richtig oder Falsch, kein Bestehen oder Durchfallen. Vielmehr geht es darum, ein Gefühl für die Richtung zu bekommen: Wo könnte der Kern Ihrer Erschöpfung liegen? Ist es vielleicht eher der Körper, der nach Unterstützung ruft? Oder meldet sich die Seele? Oder ist es doch das Zusammenspiel verschiedener Faktoren, das Ihr Energielevel drückt?

Nehmen Sie sich einen Moment Zeit, vielleicht mit einer Tasse Tee oder Kaffee, und beantworten Sie die folgenden Fragen möglichst spontan. Nicht zu viel grübeln, nicht beschönigen – einfach ehrlich zu sich selbst sein. Sie werden sehen: Schon beim Ankreuzen werden Ihnen vielleicht erste Muster auffallen. Und genau das ist der Sinn der Sache.

Falls Sie jetzt denken: »So ein Test auf Papier – das erinnert mich an die Schulzeit, und ehrlich gesagt bin ich da raus, das ist so 80er«, kann ich Sie beruhigen. Für alle, die lieber digital unterwegs sind, gibt es eine Online-Version des Tests auf www.muede-trotz-schlaf.de. Dort können Sie die Fragen bequem am Smartphone oder Tablet beantworten, müssen nichts zusammenzählen und erhalten Ihr Ergebnis direkt – farbig aufbereitet und mit einer kurzen Beschreibung. Sie haben also die Wahl: klassisch oder digital – oder vielleicht sogar beides. Hauptsache, Sie kommen sich und Ihrer Müdigkeit ein Stück näher.

Die Website ist übrigens nicht nur für den Test gedacht, sondern begleitet Sie durch das gesamte Buch. Immer wieder werden Sie kleine Hinweise oder Schnellstart-Codes finden, die Sie direkt zu passenden Online-Inhalten führen – ganz ohne langes Suchen oder Herumklicken. Alternativ gibt es natürlich auch eine Übersicht mit Buttons, mit denen Sie die großen Themenbereiche ganz klassisch antippen können – je nachdem, was Ihnen lieber ist. Und auf einige versteckte Unterseiten gelangen Sie tatsächlich nur mit den Codes aus diesem Buch. Diese exklusiven Inhalte bleiben also den Leserinnen und Lesern vorbehalten, die das Buch in Händen halten – ein kleiner Bonus, der Sie noch gezielter unterstützt und Ihnen Informationen liefert, die nicht jeder einfach so im Netz findet. So können Sie das Gelesene noch besser in den Alltag integrieren. Und wer weiß – vielleicht ist genau das der Impuls, der Ihnen hilft, wieder mehr Energie zu tanken.

Möchten Sie solch einen Zusatzcode direkt einmal ausprobieren?
Besuchen Sie dazu unsere Plattform:
www.muede-trotz-schlaf.de
Schnell-Code: mecfs

Sie gelangen dort auf eine Seite mit Zusatzinformationen zum CFS, dem chronischen Müdigkeitssyndrom. Oder Sie starten direkt mit dem Müdigkeitstest, der Ihnen eine erste Orientierung geben kann.

Wenn Sie lieber gleich digital loslegen möchten, müssen Sie die folgenden Seiten nicht lesen. Springen Sie dann einfach zu Seite 46 und machen Sie dort weiter. Für alle anderen folgt hier die Version auf Papier.

Der Müdigkeitstest

1) Wie fühlen Sie sich morgens nach dem Aufwachen?

A) Meistens frisch und bereit für den Tag.
B) Direkt nach dem Aufstehen bin ich emotional oft schon erschöpft.
C) Ich fühle mich körperlich schlapp, selbst wenn ich gut geschlafen habe.
D) Meine Glieder sind steif, mein Rücken verspannt – wie gerädert.
E) Ich brauche lange, um richtig wach zu werden, obwohl ich früh ins Bett gehe.

2) Wie verändert sich Ihre Energie im Laufe des Tages?

A) Ich bin morgens müde, mittags fit und abends wieder kraftlos.
B) Meine Energie schwankt kaum – ich fühle mich meist stabil.
C) Nach dem Essen falle ich oft in ein richtiges Loch.
D) Ich bin vormittags leistungsfähig, aber nachmittags wird's zäh.
E) Ich bin den ganzen Tag irgendwie erschöpft – konstant auf Sparflamme.

3) Wie schwer fällt es Ihnen, sich zu konzentrieren?

A) Manchmal verliere ich den Faden, aber insgesamt geht es.
B) Ich kann mich kaum länger auf eine Sache konzentrieren, meine Gedanken schweifen ab.
C) Ich fühle mich geistig klar und belastbar.
D) Ich vergesse oft Dinge, die ich mir gerade noch vorgenommen hatte.
E) Ich habe Mühe, mich überhaupt für etwas zu motivieren.

4) Wie sieht es mit Ihrer Schlafqualität aus?

A) Ich schlafe gut ein und durch, fühle mich erholt.

B) Ich schlafe schlecht – oft mit innerer Unruhe oder Gedankenkreisen.

C) Ich schlafe lange, aber der Schlaf bringt keine echte Erholung.

D) Ich wache nachts häufig auf – manchmal mit körperlichen Beschwerden.

E) Ich habe Einschlafprobleme, mein Kopf ist einfach zu voll.

5) Haben Sie körperliche Veränderungen bemerkt?

A) Meine Haut und Haare wirken fahl, meine Nägel sind brüchig.

B) Ich fühle mich insgesamt gut – zumindest äußerlich ist alles normal.

C) Ich habe Gewicht zu- oder abgenommen, ohne den Grund zu kennen.

D) Ich habe häufig Muskel- oder Gelenkbeschwerden.

E) Ich schwitze vermehrt oder friere ungewöhnlich oft.

6) Wie gut können Sie mit Stress umgehen?

A) Ich bleibe ruhig und finde schnell wieder in meine Balance.

B) Ich reagiere schnell gereizt und fahre aus der Haut.

C) Stress äußert sich bei mir vor allem körperlich – mit Bauchweh, Verspannungen, Kopfschmerzen.

D) Ich merke, dass Stress meine Schlafqualität deutlich beeinflusst.

E) Ich ziehe mich zurück und fühle mich schnell überfordert.

7) Wie würden Sie Ihre Verdauung beschreiben?

A) Ich habe selten Probleme – alles läuft regelmäßig.

B) Ich habe Blähungen, Völlegefühl oder Durchfall – besonders nach bestimmten Lebensmitteln.

C) Ich habe oft keinen Appetit und esse eher aus Pflichtgefühl.

D) Ich vergesse zu essen oder esse unkontrolliert – je nach Stimmung.

E) Ich reagiere empfindlich auf kleine Mengen – mein Bauch ist ein Wunderwerk der Unberechenbarkeit.

8) Wie sieht es mit Ihrem Bewegungsverhalten aus?

A) Ich bin regelmäßig aktiv – Sport oder Bewegung gehört dazu.

B) Ich fühle mich oft zu erschöpft für Bewegung, obwohl ich gern würde.

C) Ich bewege mich kaum – schon der Alltag strengt mich an.
D) Ich habe das Gefühl, Bewegung tut mir nicht gut – es kostet zu viel Kraft.
E) Ich bin ständig in Bewegung, kann schlecht stillsitzen oder abschalten.

9) Wie erleben Sie Ihre emotionale Verfassung?
A) Ich fühle mich ausgeglichen, mit normalen Schwankungen.
B) Ich bin oft traurig, ohne genau zu wissen, warum.
C) Ich bin emotional schnell aufgeladen – Wut, Tränen, Überforderung.
D) Ich habe das Gefühl, innerlich stumpf geworden zu sein.
E) Ich bin oft müde, aber emotional völlig stabil.

10) Gibt es Tageszeiten, an denen Sie sich besonders müde fühlen?
A) Direkt nach dem Aufwachen – als hätte ich gar nicht geschlafen.
B) Nach körperlicher Aktivität fühle ich mich total erschöpft.
C) Besonders am Nachmittag – da geht gar nichts mehr.
D) Eigentlich konstant – es gibt keine richtigen Hochphasen mehr.
E) Nur abends – und das empfinde ich als normal.

11) Haben Sie häufig Heißhunger oder Gelüste?
A) Nein, ich esse regelmäßig und ausgewogen.
B) Ich bekomme Heißhunger auf Süßes oder Kohlenhydrate.
C) Ich esse oft zu wenig und merke es erst spät.
D) Ich esse aus emotionalen Gründen – Trost, Belohnung, Langeweile.
E) Ich habe oft keinen Hunger, aber esse trotzdem.

12) Wie reagieren Sie auf positive Ereignisse?
A) Ich freue mich – manchmal still, aber echt.
B) Ich merke zwar, dass etwas Gutes passiert ist, aber ich fühle nichts dabei.
C) Ich werde überdreht – auch positive Aufregung stresst mich.
D) Ich nehme es zur Kenntnis, aber es löst keine Energie aus.
E) Ich freue mich intensiv und spüre einen Energieschub.

13) Haben Sie das Gefühl, dass Ihre Müdigkeit eine körperliche Ursache haben könnte?

A) Nein – ich fühle mich gesund und habe keine Beschwerden.
B) Ja – ich vermute hormonelle Veränderungen.
C) Ja – ich habe bereits chronische Entzündungen diagnostiziert bekommen.
D) Ja – ich denke, mir fehlen wichtige Nährstoffe.
E) Ja – ich fühle mich emotional ausgelaugt und überfordert.

14) Wie gehen Sie mit alltäglichen Anforderungen um?

A) Ich erledige meine Aufgaben routiniert und zuverlässig.
B) Ich schiebe vieles auf, weil ich mich überfordert fühle.
C) Ich nehme mir zu viel vor – und fühle mich danach ausgebrannt.
D) Ich arbeite alles mechanisch ab, aber ohne Freude oder Energie.
E) Ich brauche viel Ruhe zwischen den Aufgaben, sonst kippt mein Tag.

15) Welches Bild beschreibt Ihre Müdigkeit am besten?

A) Ein dunkler Nebel, der über allem liegt.
B) Eine leere Batterie, die sich nicht richtig laden lässt.
C) Ein Muskelkater, der nie ganz weggeht.
D) Ein Körper, der läuft – aber nur im Notbetrieb.
E) Eine zähe Trägheit, die sich durch alles zieht.

Auswertung und Interpretation

Jetzt wird es spannend. Sie haben die 15 Fragen hoffentlich ganz intuitiv beantwortet – ohne viel Grübelei, einfach aus dem Bauch heraus. Denn genau darum geht es bei diesem Test: nicht um eine wissenschaftliche Diagnose, sondern um ein Gefühl für die Richtung. Die Fragen wurden so formuliert, dass sie verschiedene Ebenen der Müdigkeit abdecken – körperliche, hormonelle, immunologische, seelische und auch solche, die schlicht mit einer Unterversorgung zu tun haben. Jede Antwortmöglichkeit ist dabei einer bestimmten Farbe zugeordnet, die für einen bestimmten Müdigkeitstyp steht: Blau für hormonelle Ursachen, Rot für entzündliche Prozesse, Gelb für Mangelzustände und Grün für seelische Erschöpfung. Weiß steht für eine unauffällige Variante – also für Menschen, bei denen aktuell keine tieferliegenden Ursachen zu vermuten sind. Und dann gibt es noch den bunten Typ: wenn sich mehrere Farben nahezu gleichmäßig verteilen. Auch das ist häufig – denn Müdigkeit hat selten nur einen einzigen Auslöser.

Und so geht's jetzt weiter: Zählen Sie, wie oft Sie bei den 15 Fragen A, B, C, D oder E gewählt haben. In der nachfolgenden Tabelle finden Sie, welcher Buchstabe welcher Farbe – und damit welchem Müdigkeitstyp – entspricht. Addieren Sie am Ende die Häufigkeit jeder Farbe. Die Farbe, die überwiegt, zeigt an, wo Ihr persönlicher Schwerpunkt liegt. Vielleicht haben Sie auch zwei Farben mit gleicher Punktzahl – dann liegen zwei Ursachenfelder eng beieinander. Auch das ist nicht ungewöhnlich. Der menschliche Körper funktioniert nicht in Schubladen, sondern im Zusammenspiel.

Und wenn sich keine Farbe wirklich abhebt – dann schauen Sie mal auf das weiße Feld. Vielleicht ist das gerade Ihre Farbe. Oder Sie gehören zum bunten Typ – und dann wird's besonders spannend.

Frage 1:	A = Weiß, B = Grün, C = Gelb, D = Rot, E = Blau
Frage 2:	A = Blau, B = Weiß, C = Gelb, D = Rot, E = Grün
Frage 3:	A = Weiß, B = Grün, C = Blau, D = Gelb, E = Rot
Frage 4:	A = Weiß, B = Grün, C = Blau, D = Rot, E = Gelb
Frage 5:	A = Gelb, B = Weiß, C = Blau, D = Rot, E = Grün
Frage 6:	A = Weiß, B = Rot, C = Gelb, D = Blau, E = Grün
Frage 7:	A = Weiß, B = Rot, C = Gelb, D = Grün, E = Blau

Frage 8: A = Weiß, B = Blau, C = Grün, D = Gelb, E = Rot
Frage 9: A = Weiß, B = Grün, C = Rot, D = Gelb, E = Blau
Frage 10: A = Blau, B = Gelb, C = Rot, D = Grün, E = Weiß
Frage 11: A = Weiß, B = Blau, C = Gelb, D = Grün, E = Rot
Frage 12: A = Weiß, B = Grün, C = Rot, D = Gelb, E = Blau
Frage 13: A = Weiß, B = Blau, C = Rot, D = Gelb, E = Grün
Frage 14: A = Weiß, B = Grün, C = Rot, D = Blau, E = Gelb
Frage 15: A = Grün, B = Blau, C = Rot, D = Gelb, E = Weiß

Wie oft kommt jede Farbe vor?
Rot (Entzündungstyp): __
Blau (hormoneller Typ): __
Gelb (Mangeltyp): __
Grün (seelisch erschöpft): __
Weiß (unauffälliger Typ): ______

Und an dieser Stelle nun »Willkommen zurück« an alle, die den Test online gemacht haben. Sie haben Ihr Ergebnis ja schon direkt vor Augen und mussten nicht mühsam zusammenzählen.

Sie haben also den Test gemacht. Vielleicht mit einer Mischung aus Neugier und Skepsis, vielleicht auch mit dem Gedanken: »Na, mal sehen, was da rauskommt.« Und jetzt sitzen Sie da, haben Ihre Farben gezählt – und stellen fest: Na toll, Rot dominiert. Herzlichen Glückwunsch, Sie sind nicht allein!

Vielleicht ist es bei Ihnen aber gar nicht das Rot, sondern eine andere Farbe, die vorne liegt. Vielleicht sind Sie eher ein gelber Typ, vielleicht dominiert bei Ihnen das Blau oder das Grün – oder Sie haben gleich ein ganzes Farbspektrum auf Ihrer Ergebnisliste stehen. Mag sein, dass Sie sich sogar gefragt haben, was das eigentlich bedeutet, wenn da plötzlich zwei, drei oder sogar vier Farben fast gleichauf sind. Willkommen im echten Leben!

Eines kann ich Ihnen versprechen: So klar, wie es ein Test manchmal vorgibt, ist das Leben selten. Wir Menschen sind keine Farbfelder aus dem Malkasten, sondern eher wie ein großes, wildes Gemälde – mit Schattierungen, Übergängen und manchmal auch ein paar Farbspritzern, die gar nicht geplant waren. Genau so funktioniert auch unser Körper. Kaum jemand ist nur Rot, nur Blau oder nur Grün. Die meisten von uns sind eine Mischung – mal mehr, mal weniger bunt, aber immer individuell.

Außerdem – und das ist mir besonders wichtig – gibt es keine »reine Farbe«. Das Leben ist bunt und unser Körper ist es auch. Die Übergänge sind fließend, die Ursachen für Müdigkeit und Erschöpfung greifen ineinander wie die Zahnräder einer alten Uhr. Vielleicht erkennen Sie sich in manchen Beschreibungen wieder, obwohl Ihr Testergebnis etwas anderes suggerierte. Das ist normal – und sogar gewollt. Denn manchmal braucht es erst einen neuen Blickwinkel, um zu erkennen, was im eigenen Körper wirklich los ist.

Wenn eine Farbe deutlich überwiegt, zeigt das, wo der Kern Ihrer Erschöpfung vermutlich liegt. Und wenn sich zwei Farben ein Kopf-an-Kopf-Rennen liefern – dann schauen wir uns im weiteren Verlauf einfach beide genauer an. Und dafür sind die Farbtypen gedacht: als Wegweiser durch den Dschungel der Möglichkeiten. Wer mehrere Farben ungefähr gleichauf hat, gehört wahrscheinlich zum bunten Typ – jemand, bei dem viele Faktoren zusammenwirken. Auch das ist wichtig zu erkennen. Und keine Sorge: Sie müssen sich nicht auf eine Farbe festlegen. Der Körper kennt keine Monokultur. Mit diesem Test haben Sie ein erstes Bild – eine Ahnung davon, was in Ihnen los ist. Und genau da setzen wir im weiteren Verlauf an: in Ihrem Tempo, in Ihrer Farbe – oder eben in Ihrer Farbmischung.

Wichtige Erkenntnisse auf einen Blick

Das Problem im Fokus

- Müdigkeit äußert sich sehr individuell und vielschichtig (z. B. morgens, nachmittags, körperlich, seelisch).
- Ohne den spezifischen Müdigkeitstyp zu kennen, ist eine gezielte und effektive Lösung schwierig.

Die Ursachen im Überblick

- Müdigkeitstypen lassen sich unterscheiden in Mangelzustände (Gelb), hormonelle (Blau), entzündliche (Rot), seelische (Grün) oder gemischte (Bunt) Ursachen.
- Interkonnektivität: Die verschiedenen Ursachen sind oft miteinander verwoben und beeinflussen sich gegenseitig.

Der Lösungsansatz

- Führen Sie den Müdigkeitstest zur ersten Einordnung der persönlichen Müdigkeitsursachen durch.
- Dabei wird deutlich, dass Müdigkeit selten eine einfache Ursache hat und oft ein Zusammenspiel mehrerer Faktoren ist.
- Das Testergebnis dient als Wegweiser für die folgenden Kapitel und maßgeschneiderte Lösungsstrategien.

Mit Ihrem Testergebnis in der Hand steigen wir nun tiefer ein: Wir verlassen die reine Selbsterfahrung und beleuchten die biologischen und hormonellen Zusammenhänge. Denn nur wer die wahren Mechanismen versteht, kann gezielt gegensteuern. Im nächsten Kapitel erfahren Sie, warum Ihr Energielevel genau so ist, wie es Ihr Testergebnis zeigt – und wie Sie darauf reagieren können.

4
Der Stress-Dirigent –
wenn die HPA-Achse aus dem Takt gerät

Willkommen in der Chefetage Ihres Körpers! Im letzten Kapitel haben Sie sich selbst auf den Prüfstand gestellt und mit unserem Müdigkeitstest Ihren ganz persönlichen Müdigkeitstyp herausgefunden. Vielleicht ist Ihr Ergebnis Grün? Dann sind Sie hier goldrichtig, denn in diesem Kapitel tauchen wir direkt in die hormonellen Ursachen Ihrer Erschöpfung ein, die unser Farbtest mit Grün kennzeichnet. Aber keine Sorge, selbst wenn bei Ihnen Rot, Gelb oder eine bunte Mischung leuchtete: Jetzt, da Sie wissen, welcher Typ Sie sind, können wir uns der spannenden Frage widmen, warum das so ist. Dieses Buch soll ja nicht nur die Symptome benennen, sondern Ihnen helfen, die wahren Wurzeln Ihrer Erschöpfung zu verstehen und, noch wichtiger, sie gezielt anzugehen.

Tauchen wir also tiefer ein in die Welt der unsichtbaren Ursachen, die hinter Ihrer Müdigkeit stecken. Und glauben Sie mir, kaum etwas spielt eine so zentrale Rolle für Ihre Energie wie die HPA-Achse.

Das Orchester der Hormone – wie die HPA-Achse unsere Stressreaktion steuert

Jedes große Orchester braucht einen Dirigenten, der den Taktstock schwingt, für Harmonie sorgt und genau weiß, wann welches Instrument laut und wann es leise spielen soll. In Ihrem

Körper ist dieser Dirigent die HPA-Achse. Und ja, HPA steht für Hypothalamus-Pituitary-Adrenal-Achse, auf Deutsch: Hypothalamus-Hypophysen-Nebennierenrinden-Achse. Klingt nach einem Zungenbrecher, ist aber eigentlich ganz logisch, wenn man die Rollenverteilung versteht. Und genau diese Achse ist der Hauptakteur für die grünen Ergebnisse in unserem Müdigkeitstest.

Ganz oben, im Gehirn, sitzt der Hypothalamus – der eigentliche Maestro, der Chef vom Ganzen. Er empfängt alle wichtigen Informationen, quasi die Notenblätter des Lebens, um beim Bild des Dirigenten zu bleiben: Kommt Stress von außen (wie die unerwartete E-Mail vom Chef um 23 Uhr oder der chaotische Familienalltag) oder von innen (zum Beispiel ein zu niedriger Blutzuckerspiegel nach einer ausgelassenen Mahlzeit)? Der Hypothalamus wertet diese Signale aus und entscheidet, wie der Körper darauf reagieren soll.

Seine direkte Assistentin ist die Hypophyse, die Hirnanhangsdrüse. Stellen Sie sich diese als die Konzertmeisterin vor. Sie empfängt die Anweisungen vom Hypothalamus und übersetzt sie in Botschaften, die sie an die Nebennieren weiterleitet. Die Nebennieren wiederum sind die Posaunen im Orchester. Sie sitzen wie kleine Mützen auf den Nieren und sind für die Produktion unserer Stresshormone zuständig, allen voran Cortisol und Adrenalin. Wenn die Hypophyse das Signal gibt, blasen die Nebennieren zum Angriff (oder zur Flucht), indem sie diese potenten Hormone ausschütten – eine perfekte Symphonie.

Im Idealfall funktioniert dieses System präzise und reibungslos: In echten Stresssituationen wie bei einem plötzlich vor Ihnen abrupt bremsenden Auto schüttet die HPA-Achse Cortisol und Adrenalin aus. Wir werden blitzschnell leistungsfähiger, unsere Aufmerksamkeit schnellt nach oben, das Herz schlägt schneller, der Blutzucker steigt. Wenn die Gefahr vorüber ist und Sie den Unfall hoffentlich vermieden haben, fährt das System wieder ganz von alleine runter. Die Hormone sinken auf

Normalniveau, und der Körper kann sich entspannt erholen. Ein klassisches Auf und Ab, ein gesunder Takt, der unser evolutionär erprobtes Überlebensprogramm widerspiegelt. Doch in der modernen Welt haben wir genau dieses »Herunterfahren« oft verlernt.

Cortisol im Dauer-Stand-by – wenn das Gaspedal klemmt und die Bremse versagt

Das große Problem entsteht, wenn dieser gesunde Lebensrhythmus gestört wird. Denn während wir heutzutage zwar weiterhin mit akuten, unmittelbaren physischen Bedrohungen konfrontiert sein können (genau dafür ist unsere HPA-Achse gemacht und reagiert blitzschnell!), ist es doch der chronische Stress der modernen Zeit, der unser System permanent überfordert. Ob Dauerstress im Job, unbezahlte Rechnungen, die ständige Reizüberflutung durch Smartphones und Social Media, chronischer Schlafmangel, schlechte Ernährung oder auch unsichtbare, stille Entzündungen (mit den Silent Inflammation beschäftigen wir uns ausführlich in Kapitel 7) – all das sind Stressoren, auf die unser Körper leider immer wieder mit Cortisol reagiert. Und genau hier versagt das ursprünglich geniale System, weil es für diese Dauerbelastung nicht ausgelegt ist.

Was passiert, wenn dieser Dirigent – die HPA-Achse – dauerhaft überlastet ist? Ganz einfach: Das System läuft heiß, das Orchester spielt permanent im Forte. Es kommt zu einer sogenannten Dysregulation der HPA-Achse. In der ersten Phase steigt der Cortisolspiegel: Die Nebennieren pumpen den Körper in Dauerbereitschaft – leistungsfähig, aber ohne echte Erholung.

Warum macht das der Körper? Weil es evolutionär überlebenswichtig war! Bei akuter Gefahr – etwa einem Raubtierangriff – musste der Körper sofort alle Energie für Kampf oder Flucht mobilisieren. Cortisol sorgt dafür, dass in solchen Momenten Entzündungen unterdrückt, Zuckerreserven freigesetzt und die Sinne geschärft werden. Krankheitsgefühle oder Schwäche waren damals tödlich. Dieses uralte Programm rettete uns das Leben.

Auch heute noch benötigen wir diese blitzschnelle Reaktion bei unmittelbaren physischen Bedrohungen, beispielsweise um bei einem Verkehrsunfall schnell zu reagieren. Doch unser Hypothalamus bekommt inzwischen auch bei nicht lebensbedrohlichen, aber dauerhaften Stressoren Alarmsignale. Sie sind dann vielleicht paradoxerweise unter Dauerstrom und können kaum abschalten, spüren innere Unruhe, haben Schwierigkeiten beim Einschlafen oder wachen nachts häufiger auf und reagieren schneller gereizt.

Doch im weiteren Verlauf, wenn dieser Zustand anhält und das System permanent überlastet ist, kommt es zu Anpassungsvorgängen. Die Rezeptoren der Zellen, an denen das Cortisol andocken soll, können weniger empfindlich werden (das nennt man »Down-Regulation«), oder die Nebennieren selbst verlieren mit der Zeit ihre Fähigkeit, konstant diese hohen Mengen zu produzieren – sie haben schlichtweg keine Kapazität mehr, die hohen Anforderungen zu erfüllen, und sind quasi »ermüdet« von der Dauerbeanspruchung. Infolgedessen kann der Cortisolspiegel dann abfallen oder einen abgeflachten, atypischen Verlauf nehmen. Dieses verschobene Cortisolprofil – ob nun dauerhaft zu hoch, zu niedrig oder mit einem gestörten Tagesrhythmus – ist oft der Kern Ihrer Müdigkeit und der Grund, warum Sie sich trotz aller Bemühungen nicht erholen. Genau dieses Ungleichgewicht ist es, das sich in einem grünen Testergebnis widerspiegelt:

Zuerst fehlt der Morgen-Peak: Cortisol wirkt normalerweise wie ein natürlicher Wachmacher. Kurz nach dem Aufwachen erreicht es einen Höhepunkt, der uns energiegeladen in den Tag starten lässt. Wenn dieser Morgen-Peak fehlt, weil die Nebennieren auf Dauer-Stand-by sind, fühlen wir uns morgens wie gerädert und kommen nur schwer aus dem Bett. Auch der Kaffee hilft dann wenig, denn der Körper produziert den internen Wachmacher nicht. Es ist, als würde man einen Berg im Leerlauf hochfahren – ziemlich frustrierend, oder?

Zweitens bleibt der Abend-Abfall aus: Ebenso wichtig ist das Abfallen des Cortisolspiegels am Abend. Normalerweise sinkt Cortisol langsam, damit Melatonin – unser Schlafhormon – den Körper sanft in den Schlaf gleiten lassen kann. Wenn das Cortisol abends zu hoch ist, können wir nicht einschlafen – wir grübeln und wälzen uns hin und her. Selbst wenn wir irgendwann einschlafen, ist der Schlaf nicht tief und erholsam, weil das System im Hintergrund weiter auf Alarm steht. Der Dirigent kann einfach nicht aufhören zu dirigieren, und das Orchester spielt immer weiter in nervtötender Dauerschleife.

Die Folge dieser Dysregulation ist fatal für Ihr Energielevel. Ihre Zellen werden nicht mehr optimal mit Energie versorgt, der gesamte Stoffwechsel gerät ins Stocken, und Sie fühlen sich chronisch zermürbt müde. Der Körper ist im permanenten Notbetrieb, ohne je richtig zur Ruhe zu kommen oder volle Leistung abzurufen. Genau hier liegt der Kern vieler Müdigkeitstypen, die wir im letzten Kapitel identifiziert haben – insbesondere Erschöpfungs- und Stresstyp sind hier stark betroffen, da ihre Erschöpfung direkt mit der Fehlfunktion dieses zentralen Systems zusammenhängt. Wenn Ihr Testergebnis also Grün war, dann ist dies Ihr Schlüssel. Aber selbst wenn Sie andere Farben im Test hatten, lohnt es sich, genau hinzuschauen, denn die HPA-Achse beeinflusst praktisch alle anderen Systeme.

Ich sehe das tagtäglich in der Sprechstunde: Menschen, die scheinbar alles richtig machen, sich bewusst ernähren, regelmäßig Sport treiben, aber trotzdem am Limit sind. Bei genauerem Hinsehen – oft mit einem Cortisol-Tagesprofil aus dem Speichel, das uns die tägliche Hormonkurve zeigt – offenbart sich dann das Problem: Der Dirigent ist aus dem Takt geraten. Er hat vergessen, wann er den Taktstock schwingen und wann er ihn ruhen lassen soll.

Das Cortisol-Tagesprofil selbst erstellen – so funktioniert der Speicheltest

Um herauszufinden, ob Ihr Cortisolspiegel aus dem Takt geraten ist, können Sie ein Cortisol-Tagesprofil erstellen lassen. Dies geschieht in der Regel über einen Speicheltest, den Sie bequem zu Hause durchführen können. Die meisten Labore stellen dafür spezielle Test-Kits bereit, die sogenannte *Salivetten* enthalten. Das funktioniert ganz unkompliziert und ohne Nadeln! Sie erhalten vom Labor kleine Röhrchen mit einer Art Wattestäbchen (den Salivetten). An einem typischen Tag, idealerweise einem Arbeitstag, sammeln Sie zu verschiedenen, genau vorgegebenen Zeitpunkten (z. B. direkt nach dem Aufwachen, 30 Minuten später, mittags, nachmittags und abends) eine Speichelprobe auf den Wattestäbchen. Wichtig ist, dass Sie eine halbe Stunde vor der Probenentnahme nichts essen, trinken, rauchen oder Zähne putzen, um die Werte nicht zu verfälschen. Die Wattestäbchen werden dann für etwa zwei Minuten im Mund behalten, bis sie gut mit Speichel durchtränkt sind, anschließend zurück in die Röhrchen gesteckt und verschlossen. Diese Proben senden Sie an das Labor zurück.

Die Ergebnisse zeigen dann, wie Ihr Cortisolspiegel über den

Tag verteilt verläuft. Im Idealfall sehen wir den bereits beschriebenen hohen Morgen-Peak und einen stetigen Abfall bis zum Abend. Bei einer Dysregulation der HPA-Achse zeigt sich oft ein abgeflachter Verlauf (kein richtiger Morgen-Peak oder fehlender Abfall am Abend) oder paradoxerweise dauerhaft erhöhte Werte. Leider übernehmen die gesetzlichen Krankenkassen die Kosten dieses Tests in der Regel nicht. Für ein Cortisol-Tagesprofil liegen diese für Selbstzahler in Deutschland typischerweise zwischen 50 und 120 Euro, je nach Anbieter und Testumfang. Private Krankenversicherungen zahlen oft, dies sollte aber im Vorfeld geklärt werden.

Möchten Sie es noch genauer wissen?
Um die Zusammenhänge des Cortisol-Tagesprofils besser zu verstehen und für die detaillierte Anleitung zur korrekten Durchführung des Tests besuchen Sie unsere Online-Plattform:

www.muede-trotz-schlaf.de
Schnell-Code: cortisol

Dort finden Sie eine ausführliche Schritt-für-Schritt-Anleitung, wie Sie den Speicheltest zu Hause selbst durchführen können.

Die stillen Saboteure – was den Dirigenten aus dem Takt bringt

Was sind nun die Hauptursachen für diese Misere, die die HPA-Achse so aus der Fassung bringen? Die Liste ist lang und spiegelt oft unseren modernen Lebensstil wider. Aber machen Sie sich bewusst: Sie sind mit Ihrem Stress nicht allein. Es ist ein Phänomen des Zeitgeistes, dass immer mehr Menschen in

Deutschland unter diesem chronischen Druck leiden. Es scheint, als hätte sich eine allgegenwärtige Atmosphäre der Anspannung unmerklich in unser Leben eingeschlichen, die uns alle – bewusst oder unbewusst – in einen Zustand permanenter Bereitschaft versetzt. Dieses Gefühl der Überforderung ist keine persönliche Schwäche, sondern eine Reaktion auf eine Welt, die sich immer schneller dreht und immer mehr fordert, ohne uns genügend Regenerationsphasen zu gönnen:

Chronischer Stress: Permanenter unterschwelliger Druck – sei es ein übervoller Terminkalender, tägliche Anforderungen im Haushalt, die Pflege von Angehörigen, finanzielle Sorgen oder die ständige Reizüberflutung durch Smartphones – hält das System im Daueralarm und lässt die HPA-Achse nicht zur Ruhe kommen.

Schlafmangel: Wer dauerhaft zu wenig oder schlecht schläft, überfordert seine HPA-Achse massiv. Schlaf ist die wichtigste Reparaturzeit für Körper und Geist. Ohne diese Erholung gerät alles aus dem Takt, die Stresshormone bleiben hoch, und Müdigkeit ist vorprogrammiert – ein Teufelskreis, den wir oft unbewusst am Laufen halten.

Ernährung: Zucker, stark verarbeitete Lebensmittel und Fast Food sind wahre Stressoren für den Körper, die den Blutzucker hoch- und runterjagen und die Nebennieren zusätzlich fordern, um das Chaos zu regulieren. Das kostet Energie und führt direkt zu Ermüdung.

Bewegung: Zu wenig Bewegung macht träge, während zu viel, vor allem intensiver Sport ohne ausreichende Regeneration, den Körper ebenfalls überfordern und die HPA-Achse belasten kann – beides mündet in Erschöpfung, weil der Dirigent nicht weiß, ob er Power geben oder zur Ruhe mahnen soll.

Chronische Entzündungen: Unsichtbare Stressfaktoren wie Silent Inflammation halten die HPA-Achse im Dauereinsatz. Das Immunsystem funkt ständig »Alarm!«, auch wenn kein akuter Feind da ist. Die Energie wird für einen Kampf verschwendet, der nie endet.

Nährstoffmängel: Fehlen Vitamine und Mineralstoffe wie Magnesium, B-Vitamine und Vitamin D_3, gerät das gesamte System ins Stocken. Die Energieproduktion leidet, und das Ergebnis ist – Sie ahnen es – Müdigkeit. Es ist, als würde man ein Orchester ohne Instrumente und Musiker spielen lassen wollen.

Der Vital-Code der Müdigkeit ist also oft ein klarer Ruf nach Balance im Stresssystem. Wenn wir die HPA-Achse zurück in ihren gesunden Takt bringen, kann das Orchester wieder harmonisch und kraftvoll spielen, und Ihre Energie kehrt zurück. Es geht darum, diese stillen Saboteure zu identifizieren und dem Dirigenten – Ihrer HPA-Achse – gezielt zu helfen, wieder die Kontrolle zu übernehmen.

Wichtige Erkenntnisse auf einen Blick

Das Problem im Fokus

- Chronischer Stress führt zu einer Dysregulation der HPA-Achse (Hypothalamus-Hypophysen-Nebennierenrinden-Achse), dem zentralen Stresssystem.
- Dies äußert sich als Erschöpfung, Überforderung und bleierne Müdigkeit (grüner Müdigkeitstyp).

Die Ursachen im Überblick

- HPA-Achsen-Dysregulation: Überlastung der Nebennieren durch Dauerstress führt zu gestörten Cortisol-Rhythmen (abgeflachter Morgen-Peak, erhöhter Abendwert).
- Auslöser: Neben Dauerstress im Job oder Privatleben kommen auch Schlafmangel, ungesunde Ernährung (UPFs), Bewegungsmangel/Übertraining, chronische Entzündungen und Nährstoffmängel infrage.

Der Lösungsansatz

- Ziel ist die Entlastung der Nebennieren und Wiederherstellung des natürlichen Cortisol-Rhythmus.
- Gezielte Maßnahmen umfassen die Reduktion von Stressoren, bewusste Ruhephasen, Atemübungen, Meditation, Achtsamkeit, konsequentes Schlafmanagement und das Setzen von persönlichen Grenzen.
- Gegebenenfalls kann ein Cortisol-Tagesprofil (Speicheltest) zur genauen Diagnose sinnvoll sein.

Die Ursachen Ihrer Müdigkeit sind vielfältig – und der Stress-Dirigent mischt kräftig mit. Doch keine Sorge, Sie werden nicht allein gelassen: In den kommenden Kapiteln lernen Sie praxisnahe Strategien für jeden Müdigkeitstyp kennen, gewinnen Energie zurück und steigern Ihre Lebensqualität. Zunächst nehmen wir das Stoffwechsel-Gaspedal und die Schilddrüse als Energiezentrale genauer unter die Lupe.

5
Das Stoffwechsel-Gaspedal – *die Schilddrüse als Energiezentrale*

Kommen wir zurück zum Maschinenraum unseres Körpers! Nachdem wir im letzten Kapitel die Rolle der HPA-Achse als Dirigentin unseres Stresssystems beleuchtet und verstanden haben, wie sie uns müde machen kann (ein häufiges Problem für unseren grünen Müdigkeitstyp), wenden wir uns nun einem weiteren entscheidenden Akteur zu: der Schilddrüse. Sie ist das unscheinbare schmetterlingsförmige Organ an der Vorderseite Ihres Halses. Wenn es um Müdigkeit geht, rückt sie zwar schnell ins Zentrum der Aufmerksamkeit, doch ihre leisen Signale oder versteckten Störungen werden oft übersehen. Vielleicht ist Ihre Schilddrüse sogar eine heimliche Ursache Ihrer chronischen Müdigkeit, selbst wenn die Standarduntersuchungen normale Werte zeigen. Dahinter steckt eine faszinierende Logik, die wir gemeinsam entschlüsseln werden.

Stellen Sie sich Ihre Schilddrüse als das Gaspedal Ihres Stoffwechsels vor. Wenn sie richtig funktioniert, laufen alle Prozesse reibungslos, und Sie sprühen vor Energie. Klemmt das Gaspedal oder ist es blockiert, fühlen Sie sich, als würden Sie mit angezogener Handbremse durchs Leben fahren. Für diejenigen, deren Müdigkeitstestergebnis »Blau« war, also auf hormonelle Ursachen hindeutet, ist dieses Kapitel besonders wertvoll, denn hier liegt oft der Schlüssel, um den Motor wieder auf Touren zu bringen. Auch wenn bei Ihnen eine andere Farbe dominiert hat, bleiben Sie dran! Die Schilddrüse ist so fundamental für Ihre Energie, dass jeder davon profitiert, der seine Lebensenergie wieder voll aufdrehen möchte.

Die Schilddrüse – Funktion und Bedeutung

Ihre Schilddrüse ist ein echtes Multitalent – die zentrale Kommandozentrale Ihres inneren Kraftwerks. Sie produziert Hormone, allen voran Thyroxin (T4) und Triiodthyronin (T3), die jede einzelne Zelle in Ihrem Körper beeinflussen. Ja, Sie haben richtig gehört: JEDE Zelle! Von der Temperaturregulation über den Herzschlag, die Verdauung, den Energieverbrauch bis hin zur Stimmung und kognitiven Funktion – die Schilddrüsenhormone sind überall mit dabei und geben den Takt vor.

Produziert die Schilddrüse zu wenig Hormone, läuft das gesamte System auf Sparflamme: Müdigkeit, Antriebslosigkeit, Kälteempfindlichkeit und oft auch ungewollte Gewichtszunahme sind die Folgen. Produziert sie hingegen zu viel, läuft das System im Übertempo: Nervosität, innere Unruhe, starkes Schwitzen und Gewichtsverlust können auftreten. Ein feines Gleichgewicht entscheidet also über ihren Energiefluss.

Die Schilddrüse benötigt für ihre Funktion übrigens ein ganz bestimmtes Spurenelement: Jod. Ohne Jod kann sie keine Hormone produzieren. Jodmangel war und ist in vielen Regionen der Welt ein großes Problem und führte früher oft zu Kropfbildung und Schilddrüsenunterfunktion. Heute ist das in Deutschland dank jodiertem Speisesalz besser, aber nicht immer optimal. Auch andere Mikronährstoffe wie Selen, Zink und Eisen sind wichtig für die reibungslose Funktion der Schilddrüse. Sind diese nicht in ausreichender Menge vorhanden, kann das Gaspedal Stoffwechsel ins Stottern kommen. Ein Mangel an diesen entscheidenden Bausteinen kann also direkt Ihren Müdigkeitstyp Gelb befeuern, was wiederum die hormonelle Balance stört. Wir werden uns später noch ausführlich mit Mangelzuständen und ihrer Bedeutung für Ihre Energie beschäftigen.

Versteckte Unterfunktion – können Standardwerte trügen?

Manchmal ist die Schilddrüse das Problem, versteckt sich aber geschickt. Sie gehen zum Arzt, lassen Ihre Schilddrüsenwerte messen – und alles scheint in Ordnung zu sein. Die klassischen Blutwerte wie TSH (Thyreoidea-stimulierendes Hormon) liegen im Normbereich, und Ihr Arzt sagt: »Ihre Schilddrüse ist topfit!« Trotzdem fühlen Sie sich müde, energielos, leiden unter Konzentrationsproblemen und kämpfen vielleicht sogar mit unerklärlicher Gewichtszunahme.

Dieses Phänomen bezeichne ich als »versteckte Unterfunktion«. Sie äußert sich darin, dass die Leistung des Körpers gedrosselt wird, obwohl keine offensichtlichen Warnsignale auf ein Problem hindeuten.

Der TSH-Wert ist der erste Indikator, den Ihr Arzt messen wird. Er zeigt an, ob die Hypophyse (Hirnanhangsdrüse) genug »Antreiber«-Hormon produziert, um die Schilddrüse zur Arbeit anzuregen. Liegt der TSH-Wert im Normbereich, wird oft davon ausgegangen, dass die Schilddrüse perfekt funktioniert. Doch das ist zu kurz gedacht. Lassen Sie uns genauer betrachten, wie das Zusammenspiel der Hormone funktioniert und warum ein erhöhter TSH-Wert paradoxerweise eine Unterfunktion bedeuten kann.

Die Hypophyse ist die zentrale Schaltstelle, die die Produktion der Schilddrüsenhormone überwacht. Wenn die Schilddrüse nicht genügend Hormone produziert, reagiert die Hypophyse darauf, indem sie mehr TSH ausschüttet. TSH ist sozusagen das Signal an die Schilddrüse: »Mehr Hormone produzieren!« Ein hoher TSH-Wert im Blut ist also das deutliche Zeichen, dass die Schilddrüse nicht genug Leistung bringt und angekurbelt werden muss. Normalerweise liegt der TSH-Wert zwischen 0,4 und 4,0 mU/L (laborabhängig). Ist er erhöht, deutet das auf eine Schilddrüsenunterfunktion hin.

Um wirklich zu verstehen, was in Ihrer Schilddrüse vor sich geht, messen wir Ärzte nicht nur das TSH, sondern auch die freien Schilddrüsenhormone T4 (fT4) und T3 (fT3). T4 ist das Hormon, das die Schilddrüse hauptsächlich produziert – das Rohmaterial für die Energie. T3 ist die aktive Form, die erst in den Körperzellen aus T4 umgewandelt wird und tatsächlich die Energie liefert – die fertigen, umsetzbaren Energieeinheiten.

Bei einer manifesten (offensichtlichen) Unterfunktion ist das Bild klar: TSH ist hoch (die Hypophyse schlägt laut Alarm), und fT4 und fT3 sind niedrig (kaum Rohmaterial und wenige aktive Energieeinheiten). Hier ist die Diagnose eindeutig, und in der Regel ist eine Behandlung mit Schilddrüsenhormonen notwendig.

Aber es gibt eben auch die subklinische Hypothyreose, die wir als »versteckte Unterfunktion« bezeichnen: Hier ist der TSH-Wert zwar leicht erhöht, liegt aber noch innerhalb eines Graubereichs, der von manchen Laboren als »normal« deklariert wird (die Hypophyse ist schon besorgt, sendet aber noch keine ganz lauten Alarmsignale). Die freien Schilddrüsenhormone (fT3 und fT4) sind dabei oft noch im Normbereich, und viele Ärzte würden hier noch nicht behandeln. Es ist ein Vital-Code, den man leicht übersehen kann und der auf eine beginnende hormonelle Dysbalance hindeutet.

Zudem kann eine gestörte Umwandlung von T4 zu aktivem T3 vorliegen. Ihre Schilddrüse produziert hauptsächlich T4, das in den Körperzellen erst in das aktive T3 umgewandelt werden muss. Wenn dieser Umwandlungsprozess gestört ist – zum Beispiel durch chronischen Stress (hier sehen Sie die Verbindung zum grünen Typ aus Kapitel 4), chronische Entzündungen (ein Wink an den roten Typ, über den wir später noch sprechen werden) oder eben Nährstoffmängel (unser gelber Typ) –, dann haben Sie zwar genug T4, aber zu wenig aktives T3. Kurz gesagt: Sie haben viel Rohmaterial (T4), doch Ihr System wandelt es nicht effizient in nutzbare Energie (T3) um. Der TSH-Wert kann dabei völlig unauffällig sein.

In seltenen Fällen kann es auch zu einer zellulären Resistenz gegenüber den Schilddrüsenhormonen kommen. Das bedeutet, dass die Hormone zwar in ausreichender Menge vorhanden sind, aber die Zellen sie nicht richtig erkennen und verarbeiten können – vergleichbar mit einer Insulinresistenz.

Schließlich können auch chronische unterschwellige Schilddrüsenentzündungen (Autoimmunerkrankungen) eine Rolle spielen. Manchmal ist die Schilddrüse selbst der Ort eines leisen, aber hartnäckigen Brandes – einer chronischen Entzündung. Die bekannteste Form ist die Hashimoto-Thyreoiditis. Tückisch: Die Entzündung kann jahrelang schwelen, während die Schilddrüse noch ausreichend Hormone produziert und die TSH-Werte normal bleiben. Doch der Körper ist bereits im Alarmzustand, die Energieproduktion leidet, und Sie fühlen sich chronisch müde und abgeschlagen. Erst wenn man gezielt nach Antikörpern im Blut sucht (z. B. TPO- und Tg-Antikörper) oder im Ultraschall Veränderungen feststellt, kommt man dem Problem auf die Schliche.

Diese unterschwellige Entzündung ist ein Paradebeispiel für einen Vital-Code, der im normalen Check-up oft übersehen wird, aber maßgeblich zu Ihrem Gefühl der Erschöpfung beitragen kann und eine tiefere hormonelle Ursache (Blau) beleuchtet.

Der Reverse-T3-Effekt – wenn der Schlüssel klemmt

Ein weiterer Grund, warum Laborwerte täuschen können, ist der sogenannte Reverse-T3-Effekt. T3, das aktive Schilddrüsenhormon, ist der richtige Schlüssel für die Tür Ihrer Zellen, der den Stoffwechsel ankurbelt und Ihnen Energie gibt. Reverse-T3 (rT3) ist ein Molekül, das dem T3 zum Verwechseln ähnlich ist, aber leider nicht die gleiche Funktion erfüllt. Es passt zwar ins Schlüsselloch, dreht sich aber nicht – der Schlüssel klemmt und blockiert so den Platz für das echte T3. So bleiben die Türen der Zellen verschlossen, der Stoffwechsel gedrosselt, und Sie fühlen sich chronisch müde, obwohl Ihr Körper theoretisch genügend Schilddrüsenhormone produziert.

rT3 wird vor allem dann vermehrt gebildet, wenn der Körper eine Bedrohung wahrnimmt. Diese Reaktion ist evolutionär betrachtet durchaus sinnvoll: In Hungernöten oder während schwerer Erkrankungen spart der Körper Energie und drosselt die Verbrennung. Das vermehrte rT3 wirkt wie eine eingebaute Bremse und schützt den Körper in Stresssituationen. Zusammen mit der HPA-Achse (Stressreaktion) führt es dazu, dass der Energiestoffwechsel automatisch heruntergefahren wird.

In unserer modernen Welt, in der chronischer Stress oft zur Tagesordnung gehört und wir selten echte Nahrungsknappheit erleben, wird diese einstige Überlebensstrategie allerdings zum Problem. Der Körper bleibt im Energiesparmodus, obwohl er eigentlich volle Leistung bringen könnte. Das führt zu anhaltender Erschöpfung, Konzentrationsproblemen und dem Gefühl, einfach nicht auf Touren zu kommen.

Ein erhöhter rT3-Wert signalisiert also, dass Ihr Körper im »Energiesparmodus« feststeckt, selbst wenn TSH und T4 (fT4) völlig normal sind – ein Vital-Code, der Ihnen sagt: »Dein

Stoffwechsel läuft nicht auf vollen Touren, nicht wegen fehlendem Benzin, sondern wegen eines blockierten Zündschlosses.«

Messung: Um rT3 zu bestimmen, ist eine spezielle Blutuntersuchung notwendig, die leider nicht standardmäßig von allen Ärzten angeboten wird. Wichtig: immer auch T3 (fT3) messen, um das Verhältnis von aktivem zu inaktivem Hormon beurteilen zu können. Die Kosten für diesen Test müssen in der Regel selbst getragen werden. Für Menschen, die unter unerklärlicher Müdigkeit leiden und bei denen alle anderen Werte normal sind, kann die Messung von rT3 und fT3 entscheidend sein, um die wahre Ursache zu finden und die scheinbar »normale« Müdigkeit des blauen Hormontyps zu entschlüsseln.

Keine Panik bei erhöhtem rT3-Wert: Es ist ein klares Signal, die zugrunde liegenden Stressfaktoren zu erkennen und zu reduzieren. Wie man den blockierten Schlüssel wieder frei macht und dem Stoffwechsel-Gaspedal wieder volle Power gibt, darüber sprechen wir ausführlich in den späteren Kapiteln.

Möchten Sie es noch genauer verstehen?

Den hier besprochenen »Schlüssel-Schloss-Mechanismus« von T3 und Reverse T3 an den Zellrezeptoren können Sie sich auch visuell erklären lassen.

Besuchen Sie dazu unsere Plattform:
www.muede-trotz-schlaf.de
Schnell-Code: reverse

Das kurze Video stellt den komplexen Prozess verständlicher dar. So können Sie Ihr Wissen vertiefen und die Signale Ihres Körpers noch präziser entschlüsseln.

Die Folgen für den Körper – von Erschöpfung bis zu Stoffwechselproblemen

Die Folgen einer versteckten Schilddrüsenunterfunktion oder eines erhöhten rT3-Wertes sind vielfältig und gehen weit über das bloße Gefühl der Müdigkeit hinaus. Da die Schilddrüsenhormone jede Zelle in Ihrem Körper beeinflussen, gerät das gesamte System aus dem Takt, wenn das Gaspedal Stoffwechsel nicht richtig funktioniert. Zu den häufigsten Symptomen gehören:

Müdigkeit und Antriebslosigkeit: Selbst nach ausreichend Schlaf fühlen Sie sich wie gerädert und haben keine Energie für den Alltag.

Unerklärliche Gewichtszunahme: Obwohl Sie nicht mehr essen, nehmen Sie zu, weil Ihr Stoffwechsel verlangsamt ist und der Körper weniger Kalorien verbrennt – er ist im Sparmodus.

Kälteempfindlichkeit: Sie frieren leicht, selbst bei normalen Raumtemperaturen, weil die Wärmeproduktion in Ihrem Körper reduziert ist – die innere Heizung ist runtergedreht.

Trockene Haut und brüchige Haare: Die Regeneration von Haut- und Haarzellen ist verlangsamt. Man sieht es Ihnen an, dass der Motor nicht rundläuft.

Verdauungsprobleme: Verstopfung kann ebenfalls ein Problem sein, da die Darmtätigkeit reduziert ist.

Konzentrations- und Gedächtnisprobleme: Ihr Gehirn arbeitet langsamer, und Sie haben Schwierigkeiten, sich zu konzentrieren oder Informationen zu behalten. Der Kopf fühlt sich an, als wäre er mit Watte gefüllt (Brain Fog).

Stimmungsschwankungen und depressive Verstimmungen: Die Schilddrüsenhormone beeinflussen auch die Neurotransmitter im Gehirn und wirken sich so auf Ihre Stimmung aus.

Muskelschwäche und Gelenkschmerzen: Die Energieversorgung der Muskeln ist beeinträchtigt.

Langfristig können diese Störungen zu schwerwiegenderen Problemen führen wie erhöhten Cholesterinwerten, Herz-Kreislauf-Erkrankungen oder einer Insulinresistenz. All diese Probleme können sich gegenseitig verstärken und Erschöpfung und Krankheit nach sich ziehen. Kurz gesagt: Es ist ein Zusammenspiel der Vital-Codes.

Wenn Sie mehrere dieser Symptome bei sich bemerken und Ihre Standard-Schilddrüsenwerte normal sind, ist es ratsam, Ihren Arzt gezielt auf eine erweiterte Schilddrüsendiagnostik anzusprechen, insbesondere auf die Messung von fT3 und rT3. Denn das Wissen um diese versteckte Unterfunktion kann der Schlüssel sein, um Ihr Energielevel zurückzugewinnen und langfristig Ihre Gesundheit und Lebensqualität zu verbessern. Das ist Biohacking in Reinform: die unsichtbaren Saboteure enttarnen und dem Stoffwechsel-Gaspedal wieder die volle Power geben!

Wichtige Erkenntnisse auf einen Blick

Das Problem im Fokus

- Müdigkeit kann durch eine (oft versteckte) Schilddrüsenunterfunktion verursacht werden, die den Stoffwechsel ausbremst und sich als bleierne Müdigkeit, Trägheit und Kälteempfindlichkeit äußert (blauer Hormontyp).
- Standard-Blutwerte können trügen, da subtile Störungen oft übersehen werden.

Die Ursachen im Überblick

- Versteckte Unterfunktion: Subklinische Hypothyreose, die gestörte Umwandlung von T4 in aktives T3 (Reverse-T3-Effekt) oder zelluläre Resistenz gegenüber Schilddrüsenhormonen können zu Müdigkeit und Stoffwechselproblemen führen.
- Autoimmunerkrankungen: Chronische Schilddrüsenentzündungen (z. B. Hashimoto-Thyreoiditis) treten auf, wenn das Immunsystem die Schilddrüse angreift.
- Mangelzustände: Jod, Selen, Zink und Eisen sind essenziell für die Schilddrüsenfunktion; ein Mangel kann sie stören.

Der Lösungsansatz

- Eine erweiterte Schilddrüsendiagnostik umfasst TSH, fT3, fT4, Reverse T3 (rT3) sowie Schilddrüsen-Antikörper (TPO-AK, Tg-AK).
- Bei nachgewiesenem Nährstoffmangel sollte eine gezielte Supplementierung erfolgen.
- Eine individuell angepasste Hormontherapie (L-Thyroxin, ggf. T3) sollte unter ärztlicher Kontrolle erfolgen.
- Zudem ist es wichtig, Stress und Entzündungen zu adressieren, da sie die Schilddrüsenfunktion beeinflussen können.

Mit der Schilddrüse im Blick wenden wir uns nun einem weiteren Schlüsselakteur zu: dem Zucker. Er liefert zwar Energie, kann aber auch zum Saboteur werden, der Ihre Kraft raubt.

6

Der Zuckersaboteur –

Insulinresistenz und Energieabfall

Nachdem wir uns in den letzten Kapiteln auf eine spannende Spurensuche begeben und bereits einige der unsichtbaren Ursachen chronischer Müdigkeit entlarvt haben – von den Auswirkungen des chronischen Stresses auf unseren grünen Müdigkeitstyp bis hin zu den versteckten Schilddrüsenproblemen des blauen Hormontyps –, tauchen wir nun noch etwas tiefer ein.

Es ist ein weitverbreiteter Irrglaube, dass Müdigkeit lediglich ein Zeichen von Schwäche, mangelnder Disziplin oder schlichtweg zu wenig Schlaf sei. Doch wie wir bereits wissen und auch weiterhin betonen werden: Ihre Müdigkeit ist kein persönliches Versagen, sondern ein komplexes Signal des Körpers, dass etwas in Ihrem System nicht rundläuft.

In diesem Kapitel widmen wir uns einem Phänomen, das für viele Betroffene völlig unbekannt ist, aber eine erstaunlich zentrale Rolle für ihr Energielevel spielt: der Insulinresistenz. Sie ist ein heimtückischer Saboteur, der nicht nur den Zuckerstoffwechsel durcheinanderbringt, sondern auch eine direkte Brücke zu Entzündungen und Nährstoffmängeln schlägt – und uns damit unserem »bunten Profil« der Müdigkeit noch ein Stück näher bringt.

An dieser Stelle ist es mir besonders wichtig, eine häufige Verwechslung auszuräumen:

Insulinresistenz ist nicht Diabetes!

Viele Menschen glauben, eine Störung des Zuckerstoffwechsels sei gleichbedeutend mit Zuckerkrankheit. Doch weit gefehlt. Insulinresistenz ist eine viel subtilere, früh einsetzende Störung – oft Jahre oder sogar Jahrzehnte vor der Diagnose eines manifesten Typ-2-Diabetes. Sie betrifft auch Menschen, die sich völlig gesund fühlen und deren Blutzuckerwerte normal sind. Es ist die Vorstufe, ein leises Flüstern Ihres Körpers, das auf eine Schieflage hinweist, noch ehe der große Alarm losgeht.

Wenn die Zellen dichtmachen und der Zucker im Blut bleibt

Zucker (Glukose) ist der Treibstoff für Ihre Zellen und liefert die Energie für den Tag. Nach jeder Mahlzeit, besonders natürlich nach einer kohlenhydratreichen, strömt er ins Blut. Hier kommt Insulin ins Spiel, ein Hormon, das wie ein Lotse den Zucker sicher in die Zellen leitet. In einem gesunden Körper funktioniert dies reibungslos: Der Blutzuckerspiegel bleibt stabil, und Sie fühlen sich energiegeladen.

Doch bei der Insulinresistenz gerät dieser Lotsendienst ins Stocken. Die Zellen reagieren weniger aufmerksam auf Insulin – als würden die Anlegestellen blockiert oder die Signale ignoriert. Die Bauchspeicheldrüse pumpt daraufhin immer mehr Insulin in den Blutkreislauf, wodurch der Spiegel unnatürlich hoch ansteigt, um den Zucker doch noch in die Zellen zu bringen. Ein Teufelskreis entsteht: hohe Insulinspiegel, unempfindliche Zellen, Energieverlust trotz reichlich Zucker – und der Teufelskreis dreht sich immer schneller.

Therapeutische Ansätze

An dieser Stelle wird es besonders spannend, denn genau hier setzt die moderne Medizin mit einigen ihrer revolutionärsten Entwicklungen an. Ohne zu sehr ins Detail zu gehen (die vertiefte Darstellung folgt in späteren Kapiteln), möchte ich kurz auf einige Behandlungsstrategien bei der Insulinresistenz eingehen. Das ist mir wichtig, damit Sie die Bedeutung dieses Phänomens für Ihre chronische Müdigkeit noch besser verstehen können.

GLP-1-Analoga

Medikamente wie die derzeit viel diskutierten GLP-1-Analoga sind Paradebeispiele dafür, wie man gezielt in diesen gestörten Zuckerstoffwechsel eingreifen kann. Diese Substanzen werden heutzutage primär zur Behandlung von Typ-2-Diabetes und Übergewicht eingesetzt, können aber auch chronische Entzündungsprozesse dämpfen. Ihre Wirkung auf die Insulinsensitivität zeigt, dass sie auch bei chronischer Müdigkeit relevant sein könnten, da sie die Kommunikation zwischen Insulin und Zellen verbessern.

Obwohl die offizielle medizinische Indikation dieser Medikamente (noch) nicht die chronische Müdigkeit ist, illustrieren sie doch eindrucksvoll das Potenzial, das in der gezielten Beeinflussung des Zuckerstoffwechsels liegt. Wir befinden uns hier quasi an der vordersten Front der Forschung, denn die volle Tragweite dieser Erkenntnisse für die Behandlung von Erschöpfungszuständen ist in der breiten medizinischen Praxis noch nicht vollständig angekommen.

Metformin

Doch nicht nur neue Medikamente sind spannend. Auch etwas, das seit Jahrzehnten in der Diabetes-Therapie eingesetzt wird, feiert derzeit eine Art Renaissance und rückt immer mehr in den Fokus der Forschung: Metformin. Dieses Medikament, das ursprünglich aus der französischen Fliederpflanze gewonnen wurde, ist ein echter Klassiker und ein Champion im Kampf gegen die Insulinresistenz. Es wirkt, indem es die Glukoseproduktion in der Leber drosselt und die Aufnahme von Zucker im Darm hemmt. Vor allem aber verbessert Metformin die Insulinsensitivität Ihrer Zellen. Es hilft dem Lotsen Insulin, seine Arbeit wieder effektiv zu verrichten. Diese verbesserte Insulinsensitivität hat weitreichende positive Effekte für Ihren gesamten Stoffwechsel. Sie reduziert nicht nur die überschießende Insulinproduktion, sondern dämpft auch die chronischen Entzündungsprozesse im Körper. Ja, Metformin wirkt entzündungshemmend und kann damit auch unserem roten Entzündungstyp helfen.

Erinnern Sie sich an meine Erfahrung mit Metformin beim Berlin-Marathon! Hier muss ich eine Beichte ablegen, die zeigt, dass selbst ein Gesundheitsapostel wie ich manchmal über das Ziel hinausschießt und dann von der Biologie eine saftige Lektion erteilt bekommt. Wie Sie aus meinen früheren Büchern wissen, bin ich ja immer auf der Suche nach dem »Heiligen Gral« des längeren und gesünderen Lebens. Und so stolperte ich irgendwann über Studien an Mäusen, die zeigten, dass Metformin ihre Lebensspanne verlängerte. Was für die Maus gut ist, muss doch auch für den Menschen funktionieren, dachte ich mir naiv, getrieben von dem Wunsch, vielleicht ein paar zusätzliche Jahre rauszuholen. Also beschloss ich, Metformin vor dem Berlin-Marathon selbst auszuprobieren. Meine Überlegung war einfach: Wenn es die Zellfunktion optimiert und den Stoffwechsel verbessert, müsste ich doch eigentlich noch leistungsfähiger werden, oder? Das Ergebnis? Nicht mehr Lebenszeit auf der Strecke, sondern fast ein Koma mitten im Marathon! Mein Körper wollte einfach nicht, meine Beine waren wie Blei, und ich verstand: Was für die Maus gut ist, muss für den Marathonläufer – oder überhaupt für einen gesunden Menschen ohne Insulinresistenz – noch lange nicht passen. Mein gut gemeintes Biohacking-Experiment endete in der ernüchternden Erkenntnis, dass der Körper kein einfacher Apparat ist, den man beliebig tunen kann.

Die Geschichte zeigt eindrücklich: Selbst eine bewährte Substanz wie Metformin, die bei der richtigen Indikation Wunder wirken kann, ist kein Allheilmittel und erfordert ein tiefes Verständnis der individuellen Biologie. Bei mir, ohne Insulinresistenz, hat es die Balance eher gestört als verbessert. Es ist ein weiteres Puzzleteil, das uns daran erinnert, dass selbst bei den besten Absichten unser Körper seine eigenen Regeln hat und wir auf seine subtilen Signale hören müssen – auch wenn sie uns einen persönlichen »Marathon-Kollaps« bescheren.

Bevor Sie jetzt also zu GLP-1-Analoga oder Metformin greifen, um Ihrer chronischen Erschöpfung zu begegnen, sollten Sie aber erst mit Ihrem Hausarzt darüber sprechen. Schauen wir uns nun genauer an, welche Prozesse im Körper bei einer Insulinresistenz zu Müdigkeit führen können.

Zelluläre Signalstörung und Energieverlust

Diese verminderte Insulinsensitivität ist ein komplexes Phänomen und betrifft nicht nur die Rezeptoren an der Zelloberfläche – die »Andockstellen«, an denen Insulin seine Signale gibt. Oft sind auch die Signalwege innerhalb der Zelle gestört. Das bedeutet: Selbst korrekt andockendes Insulin führt dann nicht zu ausreichender Zuckeraufnahme. Der Lotse gibt seine Anweisungen an das Schiff, aber die Mannschaft versteht die Signale nicht oder reagiert träge. Dieser Kommunikationsdefekt führt dazu, dass die Zellen chronisch unterversorgt sind – paradox, wir schwimmen in Energie, haben aber trotzdem ein Energiedefizit. Diese Fehlfunktion ist eine der heimtückischsten Ursachen für chronische Müdigkeit, selbst bei Menschen, die noch weit von einer Diabetes-Diagnose entfernt sind.

Neue wissenschaftliche Erkenntnisse zeigen, dass auch Gehirnzellen betroffen sind. Ja, unser Denkorgan, das eigentlich so gierig nach Zucker als Treibstoff ist, kann ebenfalls eine Art Taubheit gegenüber Insulin entwickeln. Und als ob das noch nicht genug wäre, kann diese gestörte Zuckerverwertung im Gehirn auch dort unterschwellige Entzündungen auslösen – eine Art Neuroinflammation, die unsere mentalen Funktionen zusätzlich ausbremst.

Die Folgen für den gesamten Organismus

Historisch gesehen hat die Medizin lange gebraucht, um die Insulinresistenz in ihrer gesamten Tragweite zu verstehen. Früher galt der Typ-2-Diabetes oft als »Alterszucker«, eine unvermeidliche Begleiterscheinung des Älterwerdens, bei der die Bauchspeicheldrüse einfach »müde« wird und zu wenig Insulin produziert. Doch die Forschung hat unser Verständnis revolutioniert: Heute wissen wir, dass Insulinresistenz viele Jahre *vor* der Diagnose eines manifesten Typ-2-Diabetes auftritt – oft bei normalem Blutzucker.

Das Konzept, dass ein Übermaß an Insulin selbst problematisch ist und nicht nur ein Symptom, war ein Gamechanger. Es zeigt, dass selbst bei scheinbar normalen Blutzuckerwerten im Alltag eine stille metabolische Fehlfunktion am Werk sein kann, die den Körper schleichend auslaugt. Anhaltend hohe Insulinspiegel gefährden nicht nur die Energieversorgung, sie wirken wie Brandbeschleuniger für unerwünschte Prozesse im Körper und tragen auf vielfältige Weise zur Müdigkeit bei.

Ein chronisch hoher Insulinspiegel führt zu einer Reihe ungünstiger Effekte:

Blutzuckerabfall: Nach einer Mahlzeit kann es zu einem rapiden Abfall des Blutzuckerspiegels kommen, der sogenannten reaktiven Hypoglykämie – spürbar als plötzliche Schwäche, Zittrigkeit oder Heißhunger.

Fettstoffwechsel: Insulin fördert die Einlagerung von Fett, insbesondere um die inneren Organe herum – das berühmte Bauchfett! – und hemmt gleichzeitig den Fettabbau.

Entzündungen: Ein dauerhaft erhöhter Insulinspiegel verstärkt chronische Entzündungsprozesse – hier schlägt unser roter Entzündungstyp Alarm, denn Silent Inflammation und Insulinresistenz verstärken sich oft gegenseitig.

Nährstoffaufnahme: Ein ineffizienter Stoffwechsel behindert die Aufnahme und Verwertung wichtiger Nährstoffe. Das wiederum befeuert unseren gelben Mangeltyp.

So entsteht ein »buntes Profil« der Müdigkeit, bei dem hormonelle Störungen, Entzündungen und Nährstoffmängel untrennbar miteinander verbunden sind. Es ist ein faszinierendes, wenn auch frustrierendes Zusammenspiel, das die Müdigkeit aus mehreren Richtungen befeuert.

Die Ursachen für diese Insulinresistenz sind vielfältig, aber meistens ist unser moderner Lebensstil der Hauptverdächtige: eine Ernährung reich an verarbeiteten Kohlenhydraten – Zucker, Weißmehlprodukte, Süßigkeiten –, die den Blutzucker Berg und Tal fahren lässt; mangelnde Bewegung, die den natürlichen Zuckerverbrauch der Muskeln reduziert; chronischer Stress, der über Hormone wie Cortisol die Zuckerverwertung stört; und unzureichender Schlaf, der die Hormonbalance durcheinanderbringt. All das sind Puzzleteile, die zur Insulinresistenz beitragen und uns die Energie rauben.

Der Teufelskreis aus Heißhunger und Müdigkeit

Insulinresistenz kann uns in einen Strudel aus Heißhunger und bleierner Müdigkeit ziehen – ein echtes Drama für den Alltag. Da die Zellen nicht ausreichend mit Zucker, dem eigentlichen Treibstoff, versorgt werden, senden sie dem Gehirn pausenlos Hungersignale. Das äußert sich in einem unstillbaren Verlangen nach schneller Energie, vor allem nach zuckerhaltigen und kohlenhydratreichen Lebensmitteln. Kennen Sie das? Dieses übermächtige, plötzliche Gelüst, das Sie zum Kühlschrank oder zur Süßigkeitenschublade treibt, als gäbe es kein Morgen? Genau das ist der Heißhunger – ein direktes Resultat des zellulären Hungers bei Insulinresistenz.

Wir geben diesen Gelüsten nach, essen – und der Blutzucker schießt in die Höhe. Die Bauchspeicheldrüse, bereits überlastet, pumpt nun noch mehr Insulin ins Blut, um den Blutzucker irgendwie zu senken. Doch die Zellen, bereits resistent, reagieren kaum noch adäquat. Ein Großteil des Zuckers landet nicht in den energiehungrigen Zellen, sondern wird, auf Befehl des überschüssigen Insulins, direkt in den Fettdepots eingelagert. Nach dem kurzen Zuckerkick folgt der unvermeidliche Absturz: Der Blutzuckerspiegel fällt rapide ab, und wir fühlen uns schlagartig müde, energielos und erschöpft. Und dann beginnt das Spiel von Neuem: erneuter Heißhunger, ein Griff zum nächsten Snack – und der Zyklus der Energieachterbahn dreht sich weiter.

Dieser permanente Auf-und-ab-Zyklus belastet den gesamten Körper massiv. Das Gehirn ist ständig unterzuckert, die Energieproduktion in den Zellen läuft nur im Notprogramm, und die Hormone tanzen Samba. Kein Wunder, dass man sich chronisch müde, unkonzentriert und antriebslos fühlt. Es ist ein schleichender Energieverlust, der uns Tag für Tag mehr ausbremst. Dieser Mechanismus trägt maßgeblich zu den Symptomen unseres blauen Hormontyps bei und erklärt, warum viele Menschen trotz ausreichendem Schlaf und scheinbar gesunder Ernährung permanent erschöpft sind.

UPFs – warum uns »Plastik-Food« müde macht

Ein Hauptverursacher dieses fatalen Teufelskreises sind die sogenannten UPFs – *Ultra-Processed Foods,* also stark verarbeitete Lebensmittel. Diese »Plastik-Foods« sind industriell hergestellte Produkte, die oft viel Zucker, ungesunde Fette, Salz und eine ganze Batterie künstlicher Zusatzstoffe wie Aromen, Farb- und Konservierungsstoffe enthalten. Sie sind billig, bequem und überall verfügbar – vom Supermarktregal bis zum Fast-Food-Restaurant. Aber sie sind auch wahre Saboteure unserer Gesundheit und unserer Energie.

UPFs sind nicht zufällig so konzipiert, wie sie sind. Sie sind das Ergebnis ausgeklügelter Lebensmitteltechnologie, die darauf abzielt, uns zum ständigen Konsum anzuregen. Sie haben eine besonders hohe Geschmacksintensität und ein angenehmes Mundgefühl, was dazu führt, dass wir immer mehr davon essen, selbst wenn wir eigentlich satt sind. Doch hinter der attraktiven Verpackung verbirgt sich eine traurige Wahrheit: UPFs haben zwar eine hohe Kalorien- und Energiedichte, liefern aber kaum Vitamine, Mineralien, Antioxidantien oder Ballaststoffe – genau jene Nährstoffe, die unser Körper dringend benötigt.

Das Problem beginnt bereits im Verdauungstrakt: UPFs werden extrem schnell verdaut, weil die natürliche Struktur der Lebensmittel durch die industrielle Verarbeitung verloren geht. Das führt zu einem rasanten Anstieg des Blutzuckerspiegels, der wiederum eine massive Insulinausschüttung provoziert. Und genau hier wird der Grundstein für die Insulinresistenz gelegt: Die Zellen werden durch die ständigen Zuckerspitzen und den hohen Insulinspiegel überfordert und reagieren zunehmend unempfindlich auf das Insulin. Ein weiterer, oft übersehener Effekt: UPFs beeinflussen unser Darmmikrobiom negativ, indem sie nützliche Bakterien reduzieren und gleichzeitig das Wachstum unerwünschter Keime fördern. Ein gestörtes Darmmikrobiom wiederum kann Entzündungsprozesse im Körper anfachen – hier schließen wir den Kreis zu unserem roten Entzündungstyp – und die Insulinwirkung weiter verschlechtern.

Es ist also ein dreifaches Problem: UPFs liefern den »schlechten« Treibstoff, der unseren Stoffwechsel entgleisen lässt, befeuern chronische Entzündungen und stören die Aufnahme und Verwertung wichtiger Nährstoffe, was zu subtilen Mangelzuständen führen kann und damit unseren gelben Mangeltyp bedient. Kein Wunder, dass Menschen, die sich hauptsächlich von UPFs ernähren, sich müde, erschöpft und antriebslos fühlen. Wissenschaftliche Studien belegen eindeutig: Der regelmäßige Konsum von stark verarbeiteten Lebensmitteln ist nicht nur mit einem erhöhten Risiko für Übergewicht, Diabetes, Herz-Kreislauf-Erkrankungen und Krebs verbunden, sondern kann auch die Lebenserwartung drastisch verkürzen. »Plastik-Food« macht uns müde, krank und alt.

Möchten Sie es noch genauer wissen?

Um diese Liste der Ultra-Processed Foods (UPFs) zu vertiefen und sich einen umfassenden Überblick zu verschaffen, besuchen Sie dazu unsere Plattform:

www.muede-trotz-schlaf.de
Schnell-Code: ultra

Die detaillierte und ständig aktualisierte Liste gängiger »Plastik-Foods« wird Ihnen helfen, diese Energieräuber im Alltag leichter zu erkennen und zu vermeiden.

Wichtige Erkenntnisse auf einen Blick

Das Problem im Fokus

- Insulinresistenz ist ein »Zuckersaboteur«: Die Zellen reagieren nicht mehr effektiv auf Insulin, was zu zellulärem Hunger und einem Abfall von Energie führt.
- Dies äußert sich als chronische Müdigkeit, Heißhunger und unerklärliche Gewichtszunahme, oft Jahre vor einer Diabetes-Diagnose.

Die Ursachen im Überblick

- Bei der zellulären Fehlfunktion staut sich Zucker im Blut, weil Zellen »dichtmachen« oder Signale ignorieren, wodurch die Bauchspeicheldrüse immer mehr Insulin produziert.
- Hauptsächliche Auslöser sind stark verarbeitete Lebensmittel (UPFs), mangelnde Bewegung, chronischer Stress und unzureichender Schlaf.
- Gehirn-Insulinresistenz kann direkt Brain Fog und geistige Müdigkeit verursachen.
- Ein hoher Insulinspiegel fördert Fetteinlagerung, hemmt Fettverbrennung und befeuert chronische Entzündungen.

Der Lösungsansatz

- Stabilisierung des Blutzuckerspiegels durch Ernährung: Man sollte raffinierten Zucker und UPFs reduzieren und den Fokus auf komplexe Kohlenhydrate, ausreichend Protein und gesunde Fette legen.
- Regelmäßige Bewegung verbessert die Insulinsensitivität.
- Bei Bedarf kann eine gezielte pharmakologische Unterstützung (z. B. Metformin, GLP-1-Analoga) nach ärztlicher Rücksprache in Erwägung gezogen werden.

Lassen Sie uns nun den Fokus auf einen weiteren heimlichen Zerstörer richten. Er beeinflusst maßgeblich Ihr Müdigkeitsprofil: die Silent Inflammation! Ein unsichtbarer Störenfried, der Ihre Energie still und leise aussaugt.

7
Der heimliche Zerstörer – *Silent Inflammation und ihre Wirkung*

Bereit für den nächsten tiefen Tauchgang in die verborgenen Ursachen Ihrer Müdigkeit? Nachdem wir im letzten Kapitel das komplexe Phänomen der Insulinresistenz als heimlichen Zuckersaboteur entlarvt und dabei nicht nur den blauen Hormontyp, sondern auch Ansätze für den gelben Mangeltyp kennengelernt haben, wenden wir uns nun einem weiteren, oft übersehenen Übeltäter zu. Er ist ein stiller Zerstörer, ein heimliches Feuer in Ihrem Körper, das unbemerkt Energie verbrennt und maßgeblich zu diesem »bunten Profil« der Erschöpfung beiträgt, das sich so hartnäckig festsetzt. Und hier kommt er, unser roter Entzündungstyp: Vorhang auf für die Silent Inflammation.

Das unsichtbare Feuer im Körper – was stille Entzündungen wirklich sind

Wenn wir an Entzündungen denken, haben die meisten von uns sofort ein klares Bild vor Augen: das dicke rote Knie nach einem Sturz, der pochende Zahn nach einer schlaflosen Nacht, die schmerzende Schürfwunde, die bei Berührung höllisch brennt, oder die klassische Grippe, die uns mit Fieber und Gliederschmerzen ins Bett zwingt. Das sind die großen, lauten Feuermelder unseres Körpers, die uns unmissverständlich signalisieren: »Achtung, hier ist etwas nicht in Ordnung! Hier brennt's!« In der Medizin sprechen wir dann von den fünf Kardinalzeichen einer Entzündung, die schon der römische Arzt Celsus kannte: Rötung *(rubor)*, Schwellung *(tumor)*, Überwärmung *(calor)*, Schmerz *(dolor)* und die eingeschränkte Funktion *(functio laesa)*. Alles klar, alles sichtbar, alles spürbar.

Doch was, wenn das Feuer nicht lichterloh brennt, sondern stattdessen irgendwo im Keller ein kleines Feuer vor sich hin kokelt, ohne dass die Rauchmelder anschlagen? Genau das passiert bei der sogenannten Silent Inflammation – der stillen Entzündung. Sie ist wie ein Schwelbrand unter der Oberfläche: Von außen sieht alles ganz normal aus, im Blut sind die klassischen Entzündungswerte wie das C-reaktive Protein (CRP) oder die Blutsenkungsgeschwindigkeit oft noch im grünen Bereich, und doch arbeitet im Inneren etwas, das auf Dauer die Substanz angreift. Und das, ohne dass wir klassische Schmerzsignale empfangen. Das ist das Heimtückische daran: Es gibt kein Fieber, keine offensichtliche Schwellung, keinen akuten Schmerz, der Sie zum Arzt treibt. Stattdessen ist da dieses diffuse Gefühl von fehlender Energie, als würden Sie wie durch Schlamm waten – als wäre irgendwo ein kleiner Saboteur am Werk, der Ihnen die Kraft stiehlt.

Apropos Stromfresser. Ich hatte mal einen Staubsaugerroboter. Ja, so ein kleines, rundes Kerlchen, das brav seine Kreise zog und dabei den Boden saugte, während ich gemütlich auf dem Sofa lag – oder zumindest so tat, als würde ich arbeiten. Ich war begeistert! Endlich putzte jemand meine Wohnung, ohne dass ich auch nur einen Finger krumm machen musste. Der Roboter war mein Held des Alltags. Er fuhr fleißig um Tischbeine, kletterte tapfer über Teppichkanten und ließ sich auch von herumliegenden Socken nicht aus der Ruhe bringen. Und wenn er fertig war, rollte er ganz selbstbewusst zurück in seine Ladestation, als hätte er gerade das Haus gebaut und nicht nur ein paar Krümel aufgesaugt.

Ich gebe zu, ich war ein bisschen stolz auf meinen neuen Mitbewohner. Ich habe ihn sogar manchmal dabei beobachtet, wie er mit stoischer Ruhe unter dem Sofa verschwand und dann, nach einer gefühlten Ewigkeit, wieder auftauchte – mit einer Staubfluse am Bürstchen wie eine Trophäe. Ich dachte: So muss moderne Technik sein! Effizient, leise, zuverlässig. Und ich? Ich hatte plötzlich Zeit für die wirklich wichtigen Dinge im Leben. Also für alles, was nicht Staubsaugen ist.

Bis, ja, bis die Jahresabrechnung vom Strom kam. Ich öffnete den Umschlag, rechnete kurz nach – und fiel fast vom Hocker. Was war da passiert? Hatte ich heimlich eine Sauna betrieben? Nein, es war mein kleiner Staubsaugerroboter. Er hatte nämlich einen Fehler und zog auch dann Strom, wenn er faul in seiner Ladestation lag und so tat, als würde er sich ausruhen. Offenbar war mein Roboter ein echter Energievampir. Während ich dachte, er lädt sich auf, fraß er Tag und Nacht Strom, als würde er für die nächste Marsmission trainieren. Sie können sich vorstellen, wie schnell ich den Roboter entsorgt habe.

Mit stillen Entzündungen im Körper ist das leider nicht so einfach. Sie können sie nicht in die gelbe Tonne werfen oder bei eBay-Kleinanzeigen verschenken (»Stille Entzündung, wenig benutzt, läuft zuverlässig im Hintergrund, nur an Selbstabholer!«). Sie sind einfach da, ziehen Tag und Nacht Energie – und Sie merken es erst, wenn die »Rechnung« kommt: chronische Müdigkeit, Antriebslosigkeit oder diese diffusen »Ich-kann-nicht-mehr«-Momente. Sie wirken harmlos, machen keinen Lärm – aber ziehen Ihnen unbemerkt Energie ab. Und das Gemeine ist: Sie merken es nicht sofort. Sie denken vielleicht, Sie sind einfach ein bisschen gestresst, haben schlecht geschlafen oder werden halt älter. Dabei läuft im Hintergrund ein Prozess, der Sie Tag für Tag ein kleines Stückchen mehr ausbremst. Und während Sie sich noch wundern, warum Sie nach acht Stunden Schlaf immer noch müde sind, hat die stille Entzündung längst die nächste Runde auf Ihrer persönlichen Stromrechnung eingeläutet.

Wollen Sie das Ganze nicht nur lesen, sondern auch sehen?
Kein Problem, wir sind schließlich ein modernes Buch!
Sie können sich das Feuer der stillen Entzündung
auch als kurzes Video anschauen.

Besuchen Sie dazu unsere Plattform:
www.muede-trotz-schlaf.de
Schnell-Code: silentinflamm

Und jetzt kommt's: Dort erklärt Ihnen unsere KI-Ärztin Heidi
die Hintergründe der Silent Inflammation – jawohl, eine künstliche
Intelligenz in weißem Kittel mit Doktortitel. Ich finde es zwar immer
noch ein bisschen unheimlich, wenn eine KI zu mir spricht.
Aber die Zukunft lässt sich nicht aufhalten – und Heidi macht ihren Job
wirklich gut. Probieren Sie das neue Format ruhig mal aus.
Wenn Sie aber lieber auf rein biologische Intelligenz setzen,
dann lesen Sie einfach weiter.

Doch wie ist man diesen stillen Entzündungen eigentlich auf die Schliche gekommen? Die Geschichte dahinter ist fast schon ein medizinischer Krimi – und wie so oft in der Wissenschaft, war es nicht der eine große Geistesblitz, sondern viele kleine Entdeckungen, die nach und nach das Bild vervollständigten. Noch vor wenigen Jahrzehnten hätte man Menschen mit chronischer Müdigkeit, Konzentrationsproblemen und »diffusen Beschwerden« oft als Hypochonder abgestempelt. Erst in den 1990er-Jahren, als die Labormedizin immer feinere Messmethoden entwickelt hatte, stießen Wissenschaftler auf bestimmte Botenstoffe im Blut, die das Immunsystem auch dann aktivierten, wenn gar keine akute Infektion oder Verletzung vorlag. Besonders das C-reaktive Protein (CRP), Interleukin-6 (IL-6) – ein Botenstoff, der Entzündungen verstärkt – und der Tumornekrosefaktor-α (TNF-α) rückten in den Fokus. Diese Werte waren bei vielen chronisch erschöpften oder kranken Menschen leicht erhöht –

nicht so hoch wie bei einer klassischen Grippe, aber dennoch auffällig. So entstand der Begriff *low-grade inflammation* – die »Silent Inflammation« (stille Entzündung). Dass ein leicht erhöhter CRP-Wert oder ein bisschen mehr Interleukin-6 im Blut nicht einfach »Zufall«, sondern ein Hinweis auf einen schwelenden Brand im Körper ist, war eine kleine Revolution. Plötzlich hatte das diffuse Gefühl von Erschöpfung und Antriebslosigkeit einen Namen – und eine biologische Grundlage.

Auswirkungen auf die Müdigkeit – Zellkraftwerke im Stress

Was passiert nun, wenn dieses unsichtbare Feuer im Körper schwelt und sich unbemerkt ausbreitet? Unser Immunsystem, unser eigentlicher Beschützer, schüttet kontinuierlich Botenstoffe aus, die sogenannten Zytokine. Im Akutfall sind diese Zytokine lebenswichtig, denn sie organisieren die Abwehr von Krankheitserregern und helfen, beschädigtes Gewebe zu reparieren. Sie sind quasi die Feuerwehr, die bei einem Brand löscht und dann wieder abrückt. Doch bei der Silent Inflammation läuft diese Maschinerie auf Sparflamme – aber eben dauerhaft. Es werden ständig kleine Mengen an Entzündungsbotenstoffen freigesetzt, die den Körper in einen Zustand der latenten Alarmbereitschaft versetzen. Als würde die Feuerwehr pausenlos mit Blaulicht und Sirenen herumfahren, ohne jemals einen echten Einsatz zu haben. Das kostet nicht nur Nerven, sondern vor allem: Energie.

Wenn die Energieproduktion ins Stocken gerät

Diese chronische Aktivierung des Immunsystems hat weitreichende Folgen für unser Energielevel. Sie beeinflusst direkt die sogenannten Mitochondrien – die wahren Energieproduzenten in unseren Zellen. Sie wandeln die Nährstoffe aus der Nahrung in ATP um. Unter dem Einfluss chronischer Entzündungsbotenstoffe werden die Mitochondrien ineffizienter. Sie produzieren weniger ATP und gleichzeitig vermehrt freie Radikale – aggressive Sauerstoffmoleküle, die Zellbestandteile angreifen und schädigen können. Normalerweise neutralisieren Antioxidantien diese Radikale, doch bei chronischer Entzündung gerät das Gleichgewicht aus den Fugen.

Es kommt zu oxidativem Stress, ineffizienten Mitochondrien und sinkender Energieproduktion. Kein Wunder also, dass man sich müde, ausgelaugt und erschöpft fühlt. Das Gefühl, mit angezogener Handbremse durchs Leben zu fahren, wird zur bitteren Realität. Hier schlägt unser roter Entzündungstyp im Müdigkeitstest voll zu Buche. Die Müdigkeit ist hier nicht einfach ein Symptom, sondern eine direkte Folge des zellulären Energiemangels, verursacht durch das schwelende Feuer der Silent Inflammation. Die genaue Rolle der Mitochondrien für den Energiehaushalt des Körpers werden wir uns später noch detaillierter ansehen.

Spielt der Kopf nicht mehr mit? – Entzündungen im Gehirn

Ein weiterer spannender Aspekt: Die stille Entzündung beeinflusst auch direkt unser Gehirn. Über die sogenannte Blut-Hirn-Schranke, die das Gehirn normalerweise vor schädlichen Substanzen schützt, gelangen die Entzündungsbotenstoffe ins zentrale Nervensystem. Dort können sie die Signalübertragung stören, die Aktivität bestimmter Neurotransmitter wie Serotonin und Dopamin beeinflussen und sogar die Struktur und Funktion von Gehirnbereichen verändern, die für Stimmung, Motivation und kognitive Prozesse zuständig sind. Das erklärt, warum viele Betroffene nicht nur körperlich, sondern auch geistig erschöpft sind, unter Brain Fog (Gehirnnebel) leiden, Konzentrationsprobleme haben oder sogar depressive Verstimmungen entwickeln. Es ist, als würde ein feiner Schleier aus Entzündungsnebel die klare Sicht im Kopf trüben.

In meine Praxis kommen immer wieder Patienten, die genau diese diffuse Mischung an Beschwerden mitbringen. Sie klagen über chronische Müdigkeit, unerklärliche Gelenkschmerzen, Konzentrationsprobleme und ein allgemeines Gefühl des Ausgebranntseins. Die üblichen großen Laborwerte sind oft unauffällig, die Schilddrüse winkt freundlich, das Eisen zeigt keine Blöße. Doch gerade hier lohnt sich ein genauerer Blick hinter die Kulissen der Standarddiagnostik. Erst wenn man gezielt nach den subtilen Entzündungsmarkern sucht – wie eben dem hochsensitiven CRP (hs-CRP), Interleukin-6 oder dem Tumornekrosefaktor-α –, finden sich manchmal leichte Erhöhungen, die noch im oberen Normbereich liegen können. Es sind keine dramatischen Ausreißer, sondern ein leises, aber deutliches Signal: Im Körper läuft etwas aus dem Ruder.

Und dann gibt es da noch einen genialen Kniff in der Labordiagnostik, der Ihnen hilft, diese unsichtbaren Prozesse zu enttarnen – eine Art Spürhund für die stille Entzündung, der noch nicht in jeder Praxis zur Standardausrüstung gehört, obwohl er seine Rückschlüsse aus den alltäglichsten Mitteln zieht: der sogenannte NLR-Wert (das *Neutrophil-to-Lymphocyte Ratio*). Das Faszinierende daran? Für diesen Wert brauchen Sie keine zusätzliche, teure Blutabnahme! Er wird aus den Ergebnissen eines ganz normalen Blutbildes ermittelt, das bei fast jeder Routineuntersuchung gemacht wird. Die Neutrophilen und Lymphozyten sind zwei wichtige Arten von weißen Blutkörperchen, also Zellen Ihres Immunsystems. Neutrophile sind quasi die »Feuerwehrleute« der ersten Reihe, die schnell zu akuten Entzündungsherden eilen. Lymphozyten sind eher die »Spezialkräfte«, die längerfristige Abwehrprozesse und die Immunregulation übernehmen. Während die einzelnen Werte dieser Blutzellen oft noch im Normbereich liegen, kann ihr Verhältnis zueinander schon einiges verraten. Ein erhöhter NLR-Wert, also ein Ungleichgewicht zugunsten der Neutrophilen, kann auf eine chronische Aktivierung des Immunsystems hindeuten, selbst wenn die klassischen Entzündungsmarker noch »schlafen«. Er zeigt an, dass der Körper unterschwellig mit Entzündungsprozessen oder Stress zu kämpfen hat, ohne dass sich daraus bereits eine manifeste Erkrankung entwickelt haben muss. Es ist ein preiswerter, leicht zu bestimmender und doch unglaublich aussagekräftiger Vital-Code, der Ihnen einen frühen Hinweis auf die Silent Inflammation geben kann – ein echter Geheimtipp aus der Praxis für alle, die ihrer Müdigkeit auf den Grund gehen wollen.

Möchten Sie es noch genauer wissen?

Wenn Sie Ihren persönlichen NLR-Wert berechnen möchten, besuchen Sie unsere Online-Plattform unter:

www.muede-trotz-schlaf.de
Schnell-Code: neutrophil

Geben Sie in unseren praktischen Online-Rechner einfach Ihre Blutwerte für neutrophile Granulozyten und Lymphozyten aus Ihrem großen Blutbild ein und Sie lassen Ihren persönlichen NLR-Wert ganz bequem berechnen. So erhalten Sie eine erste Einschätzung Ihres Entzündungsrisikos.

Mit gezielter Ernährung, mehr Bewegung und Stressreduktion bessern sich diese Beschwerden oft schon innerhalb weniger

Wochen deutlich. Das zeigt, wie wichtig es ist, den Körper als Ganzes zu betrachten und nicht nur einzelne Symptome zu behandeln, denn die Silent Inflammation ist ein zentraler Treiber für viele chronische Erkrankungen. Das gilt auch fürs Alter – ein Phänomen, das in der Forschung als »Inflammaging« (eine Wortschöpfung aus *inflammation* und *aging*) bezeichnet wird. Damit ist gemeint, dass chronische Entzündungen den Alterungsprozess beschleunigen und unsere gesunde Lebensspanne verkürzen.

Die Auslöser – Ernährung, Stress und Bewegungsmangel

Nun, da wir wissen, was Silent Inflammation ist und wie sie uns die Energie raubt, stellt sich die große Frage: Was zündet dieses unsichtbare Feuer an? Die Antwort ist, wie so oft im Leben, nicht ganz einfach. Es gibt nicht den einen Schuldigen, sondern ein ganzes Team, das im Hintergrund fleißig die Fäden zieht und den Brand am Schwelen hält.

Ungesunde Ernährung: An erster Stelle stehen die Ernährung und unser moderner Lebensstil. Erinnern Sie sich an unser letztes Kapitel über den »Zuckersaboteur«? Eine Ernährung, die reich an verarbeiteten Kohlenhydraten (UPFs), Zucker, ungesunden Transfetten und zu wenig Ballaststoffen ist, liefert reichlich Brennstoff für das Feuer der Silent Inflammation. Solche Lebensmittel lassen den Blutzucker hoch- und runtersausen und provozieren eine ständige Insulinausschüttung, die chronische Entzündungen fördert. Auch das Darmmikrobiom, unser »zweites Gehirn« (Vorgeschmack auf ein späteres Kapitel!), gerät aus dem Gleichgewicht. Nützliche Bakterien werden verdrängt, während unerwünschte Keime Entzündungen im Darm und im gesamten Körper anfachen.

Bauchfett: Unser »liebstes« (und hartnäckigstes) Fett – das Bauchfett – ist nicht nur ein passiver Energiespeicher, sondern ein aktives Organ, das permanent entzündungsfördernde Botenstoffe produziert. Diese sogenannten Adipokine, etwa Interleukin-6 und Tumornekrosefaktor-α, halten das Immunsystem ständig auf Habachtstellung. Wer also über längere Zeit zu viel Bauchfett mit sich herumträgt, gibt dem Schwelbrand im Körper ordentlich Futter – ein direkter Link zu unserem roten Entzündungstyp.

Chronischer Stress: Dauerstress versetzt unser gesamtes System in einen Alarmzustand. Der Körper schüttet Stresshormone wie Cortisol aus, die zwar kurzfristig Entzündungen dämpfen können, aber bei chronischer Überlastung selbst entzündungsfördernd wirken. Das Resultat ist ein permanenter Zustand der unterschwelligen Entzündung. Hier sehen wir, wie unser grüner Erschöpfungs- und Stresstyp direkt mit der Silent Inflammation verbunden ist.

Schlafmangel und Bewegungsmangel: Wer dauerhaft zu wenig oder schlecht schläft, hat höhere Entzündungswerte. Schlaf ist die wichtigste Reparaturzeit für Körper und Geist; fehlt sie, bleibt der Körper im Daueralarm. Fehlende körperliche Aktivität verstärkt diesen Effekt zusätzlich, denn regelmäßige Bewegung senkt nachweislich Entzündungswerte und fördert ein gesundes Immunsystem. Doch auch zu viel Sport ohne ausreichende Regeneration kann den Körper überfordern und entzündliche Prozesse auslösen.

Umweltgifte: Feinstaub, Pestizide oder Chemikalien in Nahrung und Konsumgütern sind stille Störenfriede. Sie reizen das

Immunsystem und halten die Silent Inflammation aufrecht. Diese Faktoren werden häufig übersehen, tragen aber maßgeblich dazu bei, dass die Entzündung im Körper weiterglimmt.

Chronische Infektherde: Auch kleine, oft unbemerkte Infektherde können langfristig Ärger machen: Ein entzündeter Zahn, chronische Nasennebenhöhlenentzündungen oder ein stiller Infekt im Darm beschäftigen das Immunsystem dauerhaft. Solche versteckten Brandherde tragen dazu bei, dass die Silent Inflammation kontinuierlich aktiv bleibt.

Das wirklich Gemeine: Viele dieser Faktoren wirken zusammen und verstärken sich gegenseitig. Wer gestresst ist, schläft schlechter. Wer schlecht schläft, isst oft ungesünder und bewegt sich weniger. Wer sich wenig bewegt, lagert mit der Zeit mehr Bauchfett ein. Und wer dann noch eine kleine chronische Entzündung irgendwo im Körper hat, bei dem summieren sich die Effekte – und der Schwelbrand wird immer größer.

Kurzum: Die stille Entzündung ist keine Modeerscheinung, sondern ein handfestes medizinisches Phänomen. Wer heute über chronische Müdigkeit, Erschöpfung oder diffuse Beschwerden klagt, sollte auch die Möglichkeit eines schwelenden Brandherdes im Körper im Blick haben. Denn nur wer weiß, dass es diesen heimlichen Energieräuber gibt, kann ihm auf die Schliche kommen – und ihm irgendwann den Stecker ziehen.

Wichtige Erkenntnisse auf einen Blick

Das Problem im Fokus

- Stille Entzündungen (Silent Inflammation) sind ein unsichtbares Feuer im Körper, das unbemerkt Energie verbrennt, Zellen auszehrt und zu chronischer Müdigkeit führt.
- Es fehlen klassische Symptome wie Rötung oder Schmerz.

Die Ursachen im Überblick

- Entzündungsfördernde Faktoren sind: Bauchfett (produziert Adipokine), ungesunde Ernährung (UPFs, Zucker, Transfette), chronischer Stress, Schlafmangel, Bewegungsmangel, Umweltgifte und unterschwellige chronische Infektionen (z. B. Zahnfleisch).
- Zelluläre Auswirkungen: Diese Faktoren schädigen die Mitochondrien, erhöhen die Produktion freier Radikale (oxidativer Stress) und beeinflussen das Gehirn negativ.

Der Lösungsansatz

- Entzündungshemmende Ernährung: Viel buntes Gemüse und Obst, Omega-3-Fettsäuren (fetter Fisch) sowie Gewürze wie Kurkuma und Ingwer helfen, Entzündungen zu reduzieren.
- Entzündungsfördernde Lebensmittel wie UPFs, Zucker und Transfette sollten möglichst reduziert werden.
- Regelmäßige, moderate Bewegung baut entzündungsförderndes Bauchfett ab und setzt entzündungshemmende Botenstoffe frei.
- Stressreduktion und ausreichend Schlaf sind entscheidend, um Entzündungen zu senken.
- Gezielte Diagnostik: Hochsensitives CRP (hs-CRP), der NLR-Wert (Neutrophilen-Lymphozyten-Ratio) und gegebenenfalls Interleukin-6 oder TNF-alpha ermöglichen eine genauere Beurteilung von Entzündungsprozessen.

Nach dieser Detektivarbeit zur Silent Inflammation und ihren Auswirkungen – besonders auf unseren roten Entzündungstyp – wenden wir uns nun einem weiteren faszinierenden Bereich des Körpers zu: dem Darm. Er wird nicht umsonst »zweites Gehirn« genannt und hat maßgeblichen Einfluss auf Ihre Vitalität. Freuen Sie sich auf spannende Erkenntnisse im nächsten Kapitel.

8
Das zweite Gehirn –
wie Ihr Darmmikrobiom Ihre Energie beeinflusst

Nachdem wir uns in den letzten Kapiteln durch den Dschungel der hormonellen Ursachen gekämpft haben – vom Stress-Dirigenten HPA-Achse, der unseren grünen Müdigkeitstyp antreibt, bis hin zum Zuckersaboteur Insulinresistenz, der uns dem blauen Hormontyp zuordnet –, mag es Sie vielleicht überraschen, wohin unsere Reise uns als Nächstes führt. Die meisten Menschen denken bei chronischer Müdigkeit an Schlafmangel, zu viel Arbeit oder vielleicht noch an die Schilddrüse.

Doch kaum jemand hat ein kleines, aber mächtiges Reich im Visier, das über unsere Energie und unser Wohlbefinden entscheidend bestimmt: unseren Darm und seine Milliarden kleinen Bewohner. Ja, Sie haben richtig gehört: Der Darm ist nicht nur für die Verdauung zuständig. Er ist unser »zweites Gehirn« – und ein unterschätzter Schlüssel zu neuer Vitalität, insbesondere für alle mit gelbem Mangeltyp oder rotem Entzündungstyp. Hier zeigt sich einmal mehr, wie bunt und vielschichtig unser Müdigkeitsprofil sein kann und wie eng alles miteinander verwoben ist.

Das unterschätzte Ökosystem – die Macht der Billionen kleinen Helfer im Darm

Sie tragen in Ihrem Bauch ein unsichtbares Universum mit sich herum – ein Ökosystem, das an Komplexität und Artenvielfalt dem Regenwald oder den tiefsten Ozeanen in nichts nachsteht, nur eben im Kleinformat. Tatsächlich beherbergt unser Darm eine schier unglaubliche Menge an Mikroorganismen. Die Forschung geht heute davon aus, dass wir etwa genauso viele oder sogar mehr Bakterienzellen in unserem Darm haben als menschliche Zellen im Körper. Konkret sind es rund 38 Billionen Bakterien, im Vergleich zu geschätzten 30 Billionen menschlichen Zellen.

Um sich diese gigantische Zahl plastisch vorzustellen: Legt man diese Mikroorganismen aneinander, würden sie die Erde mehrfach umspannen – und zusammen bis zu zwei Kilogramm wiegen! Dieses Darmmikrobiom ist eine erstaunliche Gemeinschaft aus Bakterien, Viren, Pilzen und anderen Mikroorganismen, die in Ihrem Verdauungstrakt leben. Es ist eine Stadt voller kleiner Helfer, die Tag und Nacht für Sie arbeiten, oft ohne dass Sie es überhaupt merken. Die meisten von ihnen sind gute Geister, echte Teamplayer, die die Nahrung verdauen, Vitamine produzieren und Ihr Immunsystem stärken.

Wie ein gesunder Regenwald von seiner vielfältigen Flora und Fauna lebt, braucht auch unser Darmmikrobiom Biodiversität, um stabil zu bleiben. Wissenschaftler beobachten dabei ein verblüffendes, ja fast unheimliches Phänomen: Die Artenvielfalt in unserem Darm nimmt parallel zur Biodiversität auf der Erde ab. Dies zeigt eindrücklich, wie eng unser Organismus mit der Natur verbunden ist. Je mehr verschiedene Arten von »guten« Bakterien in unserem Darm leben, desto robuster und leistungsfähiger ist unser inneres Ökosystem. Es funktioniert wie ein gut eingespieltes Team, in dem jeder seine Aufgabe kennt und zum Gesamterfolg beiträgt. Doch leider ist auch diese Biodiversität bedroht. Moderne Ernährung, Stress und Umweltfaktoren haben dazu geführt, dass unser innerer »Regenwald« immer artenärmer wird. Und genau das hat weitreichende Folgen für Energie und Gesundheit.

Viele Menschen denken, dass die Natur vor allem für unser Seelenheil wichtig ist. Wir suchen sie auf, um zur Ruhe zu kommen, die Batterien aufzuladen und den Kopf frei zu bekommen. Ein Spaziergang im Wald, das Rauschen der Blätter, die frische Luft – all das tut uns gut. Doch es gibt auch biologische Gründe, warum wir Zeit in der Natur verbringen sollten. Unsere Darmbakterien stammen ursprünglich aus der Umwelt. Jedes Krümelchen Erde an der Karotte, von der wir abbeißen, jeder Kontakt mit Tieren, jeder Atemzug frischer Waldluft bringt neue Mikroorganismen in unseren Körper. Ein Leben fernab der Natur, steril und abgeschottet, mag zwar hygienisch erscheinen, lässt aber unser Darmmikrobiom verarmen.

Möchten Sie wissen, wie Sie Ihr Darmmikrobiom auf ganz ungewöhnliche Weise stärken können?
Manchmal sind die besten Lösungen nicht dort zu finden, wo wir sie erwarten – und haben überhaupt nichts mit unserer Ernährung zu tun!

Besuchen Sie dazu unsere Plattform:
www.muede-trotz-schlaf.de
Schnell-Code: mikrobiom

Dort wartet eine überraschende und doch wissenschaftlich fundierte Methode auf Sie, die Ihrem Darmmikrobiom zu neuer Vielfalt verhelfen kann. Lassen Sie sich überraschen!

Dysbiose und Müdigkeit – wenn das Gleichgewicht kippt

Was aber passiert, wenn dieses feine Gleichgewicht im Darm ins Wanken gerät? Wenn die »guten« Bakterien verdrängt werden und die »schlechten« überhandnehmen? Dann sprechen wir von einer Dysbiose – ein oft übersehener, aber mächtiger Treiber für chronische Müdigkeit und diverse andere Beschwerden.

Vom Leaky Gut zur chronischen Entzündung

Die Verbindung zwischen Dysbiose und Müdigkeit ist komplex. Eine der Hauptursachen ist die erhöhte Durchlässigkeit der Darmwand, oft als »Leaky Gut« (löchriger Darm) bezeichnet. Die Darmwand fungiert wie ein streng bewachter Grenzübergang. Bei einer Dysbiose werden die »Wächter« (die Darmzellen) schwächer, die »Grenze« wird porös. Unerwünschte Stoffe – zum Beispiel bakterielle Abbauprodukte oder unvollständig verdaute Nahrungsbestandteile – können in den Blutkreislauf gelangen. Hier schlägt unser roter Entzündungstyp voll zu: Das Immunsystem erkennt diese Eindringlinge als Bedrohung und startet eine chronische Entzündungsreaktion. Das verbraucht permanent Energie und lässt Sie sich müde und abgeschlagen fühlen. Der Körper ist im Daueralarm, und das kostet Kraft, die Ihnen für den Alltag fehlt.

Doch damit nicht genug. Unsere Darmbakterien sind wahre Meister der Kommunikation und Produktion. Sie stellen Substanzen her, die lebensnotwendig sind – z. B. B-Vitamine oder Vitamin K –, die unsere Energieproduktion direkt beeinflussen (ein Wink an unseren gelben Mangeltyp). Andere Stoffwechselprodukte hingegen können bei Dysbiose ungünstig wirken und direkt zur Müdigkeit beitragen. Manche Bakterienarten produzieren Toxine, die das Nervensystem belasten und zu Brain Fog oder Konzentrationsproblemen führen.

Doch wie findet man heraus, ob das eigene Mikrobiom aus dem Gleichgewicht geraten ist und die chronische Müdigkeit befeuert? Lange Zeit war die Mikrobiom-Forschung eher etwas für Speziallabore und große Wissenschaftsprojekte. Heute besteht auch in der ärztlichen Praxis die Möglichkeit, einen Blick in dieses unsichtbare Ökosystem zu werfen. Der gängigste Weg ist die Stuhluntersuchung, die eine Analyse der Bakterienzusammensetzung im Darm ermöglicht. Dabei werden nicht nur die Mengen bestimmter Bakteriengruppen bestimmt, sondern auch die Vielfalt der Arten – also die Biodiversität – und die Konzentration von Stoffwechselprodukten wie die kurzkettigen Fettsäuren, die von den guten Bakterien gebildet werden. Diese Analysen können Hinweise auf Dysbiose, eine erhöhte Durchlässigkeit der Darmwand (»Leaky Gut«) oder eine übermäßige Besiedlung mit unerwünschten Keimen geben.

Die Kosten für solche umfassenden Stuhlanalysen, die über das einfache Maß der Verdauungsfunktion hinausgehen und gezielt das Mikrobiom beleuchten, liegen in Deutschland für Selbstzahler typischerweise zwischen 80 und 200 Euro, je nach Labor und Umfang der Analyse. Leider übernehmen die gesetzlichen Krankenkassen diese spezialisierten Untersuchungen in der Regel noch nicht, da sie oft als Forschungsdiagnostik oder als nicht ausreichend evidenzbasiert für die breite Masse eingestuft werden. Private Krankenversicherungen können die Kosten unter Umständen erstatten, doch auch hier ist eine vorherige Klärung ratsam.

Doch sind die Werte heutzutage überhaupt schon interpretierbar? Ist die Wissenschaft schon so weit, dass wir diese umfangreichen Laborergebnisse nutzen können, um konkrete Rückschlüsse für chronische Müdigkeit zu ziehen? Ja und nein – die Wahrheit liegt, wie so oft, irgendwo dazwischen. Die Forschung macht hier enorme Fortschritte. Wir verstehen immer besser, welche Bakteriengruppen für welche Funktionen zuständig sind und welche Dysbalancen mit bestimmten Beschwerden wie Müdigkeit oder chronischen Entzündungen assoziiert werden. Es gibt bereits beeindruckende Korrelationen und erste vielversprechende Studien, die zeigen, dass eine gezielte Beeinflussung des Mikrobioms – etwa durch Ernährung oder Probiotika – positive Auswirkungen auf das Energielevel haben kann. Aber: Ein »perfektes Mikrobiom« nach Standard-Normwerten gibt es nicht. Jeder Mensch trägt ein einzigartiges Mikrobiom, so individuell wie ein Fingerabdruck. Die Interpretation erfordert daher viel Erfahrung und muss immer in Verbindung mit Symptomen, Lebensstil und anderen Laborwerten gesehen werden. Sie zeigt jedoch auch, dass die Wissenschaft am Puls der Zeit ist und die Medizin stetig neue Wege findet, den Ursachen chronischer Müdigkeit auf die Spur zu kommen.

Darm-Hirn-Kommunikation und Müdigkeit

Die aktuelle Forschung zeigt zunehmend, wie Darmmikroben und Gehirn direkt miteinander »sprechen« – über die sogenannte Darm-Hirn-Achse, insbesondere im Zusammenhang mit Müdigkeit und Entzündung. Neue Studien deuten darauf hin, dass die Zusammensetzung und Aktivität unseres Darmmikrobioms nicht nur die Freisetzung von Entzündungsbotenstoffen steuert, sondern auch die Produktion von Neurotransmittern und die Gesundheit unserer Nervenzellen direkt beeinflusst. So konnten beispielsweise in großen Metaanalysen bei Patienten mit dem chronischen Fatigue-Syndrom (ME/CFS) – einer besonders hartnäckigen Form der Müdigkeit – eine verminderte Vielfalt an Darmmikroben und ein Ungleichgewicht zwischen den »guten« und weniger erwünschten Bakterien festgestellt werden. Dies führt zu einer Entzündungsreaktion im ganzen Körper und einer Fehlfunktion des Immunsystems, was Müdigkeit sowie Probleme beim Denken und bei der Konzentration verstärkt. Es gibt vielversprechende Hinweise darauf, dass eine gezielte »Wartung« oder »Neuprogrammierung« des Darmmikrobioms – sei es durch eine angepasste Ernährung, den Einsatz von Probiotika (die »guten« Bakterien zum Einnehmen) oder sogar Stuhltransplantationen – eine wichtige therapeutische Strategie zur Linderung dieser quälenden Symptome sein könnte. Die Forschung steht zwar noch am Anfang, doch die Fortschritte sind rasant und eröffnen völlig neue Perspektiven für das Verständnis und die Behandlung von chronischer Müdigkeit weit über traditionelle Ansätze hinaus.

Der Darm als Hormon- und Immunmodulator – Energie aus der Tiefe

Die Rolle des Darms geht weit über die Verdauung hinaus. Er ist eine Drehscheibe für unser Hormonsystem und ein zentraler Modulator unseres Immunsystems. Genau diese Verbindungen sind entscheidend für unser Energielevel.

Die sogenannte Darm-Hirn-Achse ist ein faszinierendes Forschungsfeld, das zunehmend an Bedeutung gewinnt. Zwischen Darm und Gehirn besteht eine direkte und bidirektionale Kommunikation. Unsere Darmbakterien produzieren z. B. wichtige Neurotransmitter oder deren Vorstufen – etwa Serotonin oder Dopamin. Serotonin, oft als »Glückshormon« bezeichnet, beeinflusst maßgeblich unsere Stimmung und unseren Schlaf-wach-Rhythmus. Dopamin wiederum ist entscheidend für Motivation und Antrieb. Gerät das Mikrobiom aus dem Gleichgewicht, kann die Produktion dieser Botenstoffe gestört sein. Die Folge: Stimmungsschwankungen, Antriebslosigkeit und –

Sie ahnen es – chronische Müdigkeit. So kann ein Problem im Darm direkt unser blaues Hormonprofil und unseren grünen Erschöpfungstyp prägen.

Darüber hinaus ist der Darm das größte Immunorgan unseres Körpers. Ein Großteil der Immunzellen sitzt in der Darmwand. Das ist auch sinnvoll, denn hier haben wir ständig Kontakt mit potenziell schädlichen Substanzen aus Nahrung und Umwelt. Ein gesundes, vielfältiges Darmmikrobiom trainiert und reguliert unser Immunsystem. Es sorgt dafür, dass die Immunreaktion angemessen ist: nicht zu schwach, um Eindringlinge abzuwehren, aber auch nicht so übertrieben, dass unnötige Entzündungen entstehen. Bei einer Dysbiose hingegen kann das Immunsystem chronisch überaktiv sein, was zu unterschwelligen Entzündungen führt, die unsere Energie rauben. Ein direkter Link also zu unserem roten Entzündungstyp, der hier seinen Ursprung im Darm haben kann.

Wie schon erwähnt, spielt das Darmmikrobiom auch eine entscheidende Rolle bei der Aufnahme und Produktion von Nährstoffen. Bestimmte Darmbakterien sind essenziell für die Synthese von B-Vitaminen und Vitamin K. Auch die Aufnahme von Mineralstoffen kann gestört sein. Fehlen diese Mikronährstoffe, stockt die zelluläre Energieproduktion. Das führt direkt zu Müdigkeit und erklärt unseren gelben Mangeltyp.

Die Forschung zum Darmmikrobiom steckt zwar noch in den Kinderschuhen, doch die bisherigen Erkenntnisse sind geradezu revolutionär. Sie zeigen: Der Darm ist weit mehr als nur ein Verdauungsorgan – er ist eine zentrale Schaltstelle für Gesundheit, Immunsystem, Stimmung und vor allem: unsere Energie. Ein gesundes, vielfältiges Mikrobiom ist daher eine Investition in Ihre Vitalität und kann entscheidend dazu beitragen, chronische Müdigkeit zu überwinden. Es ist ein wahrhaft unterschätztes Ökosystem, das es zu hegen und zu pflegen gilt, wenn wir wieder voller Elan durchs Leben gehen wollen.

Wichtige Erkenntnisse auf einen Blick

Das Problem im Fokus

- Eine gestörte Darmflora (Dysbiose) kann zu chronischer Müdigkeit führen, indem sie Entzündungen (Leaky Gut) verursacht und die Nährstoffaufnahme behindert.
- Der Darm ist ein unterschätzter Schlüssel zur Vitalität.

Die Ursachen im Überblick

- Dysbiose beschreibt das Ungleichgewicht der Darmbakterien, oft durch moderne Ernährung (ballaststoffarm, viel UPFs), übermäßigen Antibiotikaeinsatz, Umweltverschmutzung und mangelnden Kontakt zur Natur.
- Auswirkungen: Die Darmwand wird durchlässiger (Leaky Gut), es entstehen Toxine, die Kommunikation der Darm-Hirn-Achse – und damit die Produktion wichtiger Neurotransmitter wie Serotonin und Dopamin – gerät aus dem Takt. Zudem kann die Nährstoffaufnahme deutlich beeinträchtigt sein.

Der Lösungsansatz

- Zur Stärkung des Darmmikrobioms hilft es, die Vielfalt zu erhöhen – etwa durch fermentierte Lebensmittel wie rohes Sauerkraut, Kefir, Joghurt sowie durch präbiotische Ballaststoffe aus Zwiebeln, Knoblauch, Spargel, unreifen Bananen oder Haferflocken.
- Direkter Kontakt zur Natur: Gartenarbeit oder Spaziergänge im Wald können die mikrobielle Vielfalt im Darm erhöhen.
- Gegebenenfalls gibt eine Stuhluntersuchung Aufschluss über das individuelle Mikrobiom.

Vom Darmmikrobiom zu den wahren Kraftwerken des Körpers: Die Mitochondrien warten auf uns. Winzig, unscheinbar, aber unentbehrlich produzieren sie ununterbrochen Energie. Wer ihre Funktion versteht und unterstützt, wird spüren, wie die Müdigkeit nachlässt und neue Power zurückkehrt.

9

Die Kraftwerke der Zelle – *Mitochondrien als Motor Ihrer Vitalität*

Wenn wir über die verborgenen Ursachen chronischer Müdigkeit sprechen, stoßen wir auf einen Bereich der Medizin, der zwar noch nicht in aller Munde ist, aber das Potenzial hat, unser Verständnis von Energie und Gesundheit zu revolutionieren: die Welt der Mitochondrien. Oft belächelt oder in esoterische Ecken gedrängt, zeigt die seriöse Wissenschaft jedoch zunehmend: Diese winzigen Gebilde in unseren Zellen sind die wahren Schaltzentralen unserer Vitalität.

Nachdem wir im letzten Kapitel das komplexe Zusammenspiel von Insulinresistenz und chronischer Müdigkeit beleuchtet haben - ein Phänomen, das unseren blauen Hormontyp maßgeblich beeinflusst und zugleich tiefe Verbindungen zum roten Entzündungstyp und gelben Mangeltyp aufweist –, wollen wir nun genauer betrachten, welche Rolle die Mitochondrien dabei spielen - insbesondere für unseren gelben Mangeltyp.

Tatsächlich laufen in den Mitochondrien viele »Fäden der Müdigkeit« zusammen. Erinnern Sie sich an den grünen Müdigkeitstyp, der durch chronischen Stress und eine überforderte HPA-Achse geprägt ist? Dieser Dauerstress beeinträchtigt die Mitochondrien direkt und führt zu einer verminderten Energieproduktion. Der blaue Hormontyp, der unter Insulinresistenz leidet, erlebt eine regelrechte »Hungersnot« in seinen Mitochondrien. Trotz hohem Blutzucker gelangt der Treibstoff nicht effizient in die Zellkraftwerke. Beim roten Entzündungstyp erzeugen chronische stille Entzündungen einen regelrechten Zellstress und führen zu einer vermehrten Produktion von freien Radikalen, die die empfindlichen Mitochondrien schädigen. Es ist ein Teufelskreis – die Entzündung schwächt die Mitochondrien, geschwächte Mitochondrien verschärfen die Entzündung. Mitochondrien sind also keine passiven Energieproduzenten, sondern zentrale Steuerungsinstanzen Ihres Energiehaushalts. Wenn sie schwächeln, spüren Sie das sofort – in Form von hartnäckiger Müdigkeit.

Viele Menschen kennen Mitochondrien nur vage aus dem Biologieunterricht. Doch ihre Rolle ist essenziell: Ohne sie gibt es keine Energie, kein Leben, kein Denken, kein Fühlen. Ich vermute hier in der Tat einen starken Zusammenhang mit unserem gelben Mangeltyp, da ihre optimale Funktion maßgeblich von einer ausreichenden Nährstoffversorgung abhängt.

Warum sie unsere Energie bestimmen

Stellen Sie sich Ihre Körperzellen als kleine, geschäftige Städte vor, in denen winzige Kraftwerke unermüdlich Energie erzeugen – das sind die Mitochondrien. Sie verwandeln Nährstoffe aus unserer Nahrung (Kohlenhydrate, Fette, Proteine) in eine universelle Energieform: Adenosintriphosphat (ATP). ATP ist die Währung, mit der jede Zelle – von der Muskelfaser bis zur Gehirnzelle – ihre Funktionen bezahlt. Ohne ATP läuft nichts. Jeder Atemzug, jede Bewegung, jede Immunreaktion, jede Reparatur – all das wird durch die unermüdliche Produktion von ATP ermöglicht.

Mitochondrien sind echte Überlebenskünstler mit einer faszinierenden Geschichte: Ursprünglich eigenständige Bakterien, gingen sie vor Jahrmilliarden eine Symbiose mit unseren Vorläuferzellen ein. Eine Art biologische Übernahme, die sich als genialer Schachzug der Evolution erwiesen hat. Diese sogenannte Endosymbiose-Theorie beschreibt, wie eine größere

Zelle eine kleinere Bakterienzelle »verschluckte«, diese aber nicht verdaute, sondern nutzte, um Energie zu produzieren. Diese Kooperation auf zellulärer Ebene war ein evolutionärer Durchbruch: Zellen konnten nun Sauerstoff zur Energiegewinnung nutzen – ein entscheidender Schritt zur Entwicklung komplexer, vielzelliger Organismen.

Die einst eigenständigen Bakterien gaben im Laufe von Jahrmillionen ihre Unabhängigkeit auf und wurden zu einem festen Bestandteil unserer Zellen. Sie haben ihre eigene DNA, vermehren sich unabhängig von der Zellteilung und sind extrem anpassungsfähig. In energiehungrigen Zellen – wie beispielsweise in Muskeln oder Gehirnzellen – finden sich besonders viele Mitochondrien. Eine einzelne Leberzelle kann über 2000 Mitochondrien enthalten! Ihr Gehirn allein, das nur etwa zwei Prozent Ihres Körpergewichts ausmacht, verbraucht rund 20 Prozent Ihrer gesamten Energie – eine echte Powerzentrale, die auf Hochleistungsmitochondrien angewiesen ist!

Ein gut funktionierendes mitochondriales System ist wie ein perfekt gewartetes Kraftwerk: Es produziert effizient Energie, ohne dabei zu viel »Abfall« zu erzeugen. Die Energie fließt, die Zellen arbeiten reibungslos, und Sie fühlen sich energiegeladen, klar im Kopf und widerstandsfähig. Doch wehe, wenn diese kleinen Motoren ins Stocken geraten.

Mitochondriale Dysfunktion – wenn der Motor stottert

Wenn Mitochondrien nicht mehr rundlaufen, spricht man von einer mitochondrialen Dysfunktion. Ihr innerer Motor arbeitet nicht mehr effizient und stottert, statt sanft zu schnurren. Das Ergebnis ist – Sie ahnen es – chronische Müdigkeit.

Doch die Auswirkungen gehen weit über bloße Erschöpfung hinaus: Mitochondriale Dysfunktion beeinflusst nahezu alle Körperfunktionen. Jede Zelle leidet, wenn der Treibstoff ATP fehlt. Dieser Energiemangel äußert sich in vielfältigen Symptomen, die viele Betroffene nur zu gut kennen:

- **anhaltende Erschöpfung,** selbst nach erholsamem Schlaf
- **hartnäckiger Gehirnnebel (Brain Fog),** der Konzentration und Gedächtnis trübt
- **unerklärliche Muskelschwäche und -schmerzen,** weil die Muskeln nicht genügend Energie für ihre Arbeit erhalten
- **erhöhte Kälteempfindlichkeit,** da die Wärmeproduktion im Körper reduziert ist
- **verminderte Stressresistenz,** da das System keinen ausreichenden Puffer mehr hat, um auf Belastungen zu reagieren

Kurz gesagt: Der Körper läuft im permanenten Notbetrieb, und die Mitochondrien sind direkt als Ursache identifizierbar.

Doch die Dysfunktion geht noch tiefer. Mitochondrien sind nicht nur Energieproduzenten, sondern auch wichtige Regulatoren von Zellprozessen. Wenn sie gestört sind, produzieren sie vermehrt sogenannte reaktive Sauerstoffspezies (ROS), auch bekannt als freie Radikale. Diese aggressiven Moleküle greifen Zellbestandteile wie Proteine, Lipide und sogar die DNA an. Das Resultat ist oxidativer Stress – ein Zustand, in dem die körpereigenen Abwehrmechanismen überfordert sind. Dieser Zustand wiederum befeuert chronische Entzündungsprozesse im Körper – hier schließen wir den Kreis zu unserem roten Entzündungstyp. Silent Inflammation und mitochondriale Dysfunktion verstärken sich gegenseitig.

Mitochondrien sind übrigens keine statischen Gebilde, die einfach nur Energie produzieren und dann kaputtgehen. Im Gegenteil: Sie sind hochdynamisch und verändern ständig ihre Form und Größe. Dieser Prozess, bekannt als mitochondriale Dynamik, umfasst zwei gegensätzliche Prozesse:

- **Fission (Spaltung):** Die Mitochondrien teilen sich in kleinere Einheiten, um beschädigte Teile zu isolieren.
- **Fusion (Verschmelzung):** Mitochondrien verbinden sich zu größeren Netzwerken, optimieren die Energieproduktion und erleichtern die Reparatur von Schäden.

Ein gesundes Gleichgewicht zwischen Fission und Fusion ist entscheidend für die mitochondriale Funktion und damit für Ihr Energielevel. Es ist ein komplexes und fein abgestimmtes Zusammenspiel, das in unseren Zellen ständig stattfindet, um die Mitochondrien in Topform zu halten.

Neue wissenschaftliche Erkenntnisse zeigen nun, dass bei chronischer Müdigkeit, insbesondere bei Erkrankungen wie dem chronischen Fatigue-Syndrom (ME/CFS) oder Long Covid, dieses feine Gleichgewicht gestört ist. Es kommt zu übermäßiger Fission: Mitochondrien fragmentieren, werden kleiner, weniger effizient und produzieren mehr Abfallstoffe. Diese fragmentierten Mitochondrien können sogar als »Gefahrensignale« wirken und das Immunsystem zusätzlich aktivieren. Hier sehen wir eine direkte Verbindung zwischen der mitochondrialen Dysfunktion und dem roten Entzündungstyp, der nicht nur durch externe Reize, sondern auch durch Störungen im Innersten unserer Zellen angefacht wird. Das ist eine besonders heimtückische Form der Müdigkeit, die oft lange unerkannt bleibt, da die Ursache auf zellulärer Ebene liegt und nicht sofort in Standard-Laborwerten sichtbar ist.

Ein weiterer zentraler Faktor ist die Versorgung mit Mikronährstoffen. Mitochondrien benötigen eine konstante Zufuhr von Vitaminen (B_1, B_2, B_3, C, E) und Spurenelementen (Magnesium, Zink, Eisen, Selen), um reibungslos zu arbeiten. Fehlen diese »Co-Faktoren«, können die Energieproduktionsprozesse nicht reibungslos ablaufen – besonders beim gelben Mangeltyp spüren wir die Folgen direkt: Müdigkeit, die sich einfach nicht abschütteln lässt.

Chronischer Stress kann die Mitochondrien ebenfalls direkt belasten: Dauerhaft erhöhte Cortisolspiegel verändern ihre Struktur und reduzieren die Energieproduktion. Und natürlich spielt auch der Zuckerstoffwechsel eine wichtige Rolle: Insulinresistenz bedeutet »Hungersnot« für die Mitochondrien, selbst wenn der Körper ausreichend Zucker enthält.

Die Diagnose mitochondrialer Dysfunktion ist komplex und erfordert spezialisierte Tests, die über Routineanalysen hinausgehen. Hinweise liefern unter anderem:

- **Laktatmessung im Blut oder in der Muskulatur, besonders unter Belastung:** Erhöhte Werte können auf einen gestörten Energiestoffwechsel hinweisen, bei dem der Körper auf »Notfallverbrennung« ohne ausreichende Sauerstoffnutzung umschaltet.
- **Analyse bestimmter organischer Säuren im Urin (z.B. Citratzyklus-Metaboliten):** Diese Tests liefern wichtige Hinweise auf eine mitochondriale Fehlfunktion. Sie sind zwar nicht so direkt wie ein Blutbild, zeigen aber sehr anschaulich die Stoffwechselprozesse in den Mitochondrien.
- **Hochauflösungsrespirometrie oder Enzymbestimmung in spezialisierten Laboren:** Hier kann die Funktion der mitochondrialen Atmungskette direkt gemessen werden, wodurch sich die Leistungsfähigkeit der Mitochondrien sehr genau beurteilen lässt.

Diese Tests sind aufwendig und technologisch anspruchsvoll. Sie gelten als individuelle Gesundheitsleistungen (IGeL) und müssen vom Patienten selbst getragen werden. Die Kosten für solche weiterführenden Tests können je nach Umfang und Labor zwischen einigen Hundert und über tausend Euro liegen. Private Krankenversicherungen übernehmen die Kosten unter Umständen, doch auch hier ist eine vorherige Klärung unerlässlich.

Wie aussagekräftig sind die Tests? Können wir aus den Laborergebnissen verlässliche Schlüsse ziehen? Die Antwort ist hier ein klares Ja, jedoch mit einem wichtigen »Aber«. Wir haben in den letzten Jahren enorme Fortschritte im Verständnis der Mitochondrien und ihrer Rolle bei Krankheiten gemacht. Doch das Feld ist hochkomplex und dynamisch. Es gibt noch keine »einfachen Normwerte«, die für jeden Menschen gleich sind und aus denen sich sofort eine klare Diagnose ableiten lässt. Unser individueller Mitochondrien-Status ist, ähnlich wie unser Mikrobiom, von vielen Faktoren abhängig. Die Interpretation der Ergebnisse erfordert daher ein tiefes Fachwissen, viel Erfahrung und die Fähigkeit, die Befunde immer im Kontext von Krankengeschichte, Symptomen und Lebensstil zu betrachten. Es ist nicht einfach ein »Diagnose-Knopf«, den man drückt, und dann kommt die Lösung heraus. Vielmehr ist es ein weiteres faszinierendes Puzzleteil, das uns hilft, das große Bild Ihrer Müdigkeit zu verstehen. Es zeigt uns aber auch, dass die Wissenschaft am Puls der Zeit ist und die Medizin immer neue Wege findet, um den Ursachen der chronischen Müdigkeit auf den Grund zu gehen.

Coenzym Q_{10} und Carnitin – Treibstoff für Ihre Zellen

Wenn die Mitochondrien unsere Kraftwerke sind, dann benötigen sie natürlich auch den richtigen Treibstoff und die passenden Zündkerzen, um optimal zu funktionieren. Und genau hier kommen zwei ganz besondere Mikronährstoffe ins Spiel, die in der seriösen Forschung zum Thema Energie und Müdigkeit immer wieder genannt werden: Coenzym Q_{10} (CoQ_{10}) und Carnitin. Sie sind keine Wundermittel, aber entscheidende Bausteine, die bei einem Mangel die Leistungsfähigkeit Ihrer Zellen deutlich verbessern können:

- **Coenzym Q_{10}** ist ein vitaminähnlicher Stoff, der eine zentrale Rolle in der Atmungskette der Mitochondrien spielt. Es ist quasi der »Funke«, der die Energieproduktion in den Kraftwerken am Laufen hält. CoQ_{10} ist an der Übertragung von Elektronen in der mitochondrialen Elektronentransportkette beteiligt, einem entscheidenden Schritt zur ATP-Synthese. Fehlt CoQ_{10}, können die Mitochondrien ihre Arbeit nicht effizient verrichten, die Energieproduktion sinkt dramatisch, und wir fühlen uns entsprechend müde und leistungsgemindert.

Darüber hinaus wirkt CoQ_{10} als starkes Antioxidans, das die Mitochondrien vor freien Radikalen schützt, die bei der Energieproduktion entstehen und zu oxidativem Stress führen können. Ein Mangel kann durch bestimmte Medikamente (z. B. Statine), Alterung oder chronische Krankheiten entstehen und direkt Müdigkeit verursachen. Interessanterweise klagen viele Patienten, die Statine einnehmen, über Muskel- und Gelenkschmerzen – eine bekannte Nebenwirkung. Aktuelle Studien deuten darauf hin, dass Coenzym Q_{10} diese Beschwerden lindern kann. Wissenschaftliche Studien legen nahe, dass eine Supplementierung mit CoQ_{10} bei chronischer Müdigkeit, Herzinsuffizienz oder Fibromyalgie die Symptome verringern und das Energielevel steigern kann. Besonders bei Patienten mit chronischem Fatigue-Syndrom und unter Statintherapie kann CoQ_{10} einen messbaren Unterschied machen.

- **Carnitin,** insbesondere L-Carnitin, ist quasi der »Transporteur«, der langkettige Fettsäuren – eine wichtige Energiequelle – in die Mitochondrien schleust, wo sie dann zur Energiegewinnung verbrannt werden. Ohne ausreichend Carnitin können die Mitochondrien Fett nicht effizient nutzen, selbst wenn genug vorhanden wäre.

Carnitin ist besonders wichtig bei längerer körperlicher Belastung oder beim Fasten, wenn der Körper vermehrt auf Fettverbrennung angewiesen ist. Ein Mangel kann zu Muskelschwäche, Krämpfen sowie chronischer Müdigkeit führen. Wissenschaftliche Arbeiten haben nachgewiesen, dass L-Carnitin die Mitochondrienfunktion verbessern und Fatigue reduzieren kann. Es adressiert direkt den gelben Mangeltyp und unterstützt die zellulären Kraftwerke effektiv.

Sowohl CoQ_{10} als auch Carnitin werden zwar vom Körper selbst hergestellt, ihre Produktion kann jedoch durch Alter, chronischen Stress, bestimmte Medikamente, chronische Krankheiten oder eine unzureichende Ernährung beeinträchtigt werden. Eine gezielte Supplementierung kann sinnvoll sein, sollte jedoch immer in Absprache mit einem Arzt erfolgen, um Dosierung und individuelle Bedürfnisse zu klären. Sie sind kein Allheilmittel, aber für viele Menschen mit mitochondrialer Dysfunktion ein wichtiger Schritt zurück zu mehr Energie.

Die Forschung zeigt, dass ein tiefes Verständnis der Mitochondrienmechanismen der Schlüssel ist, um chronische Müdigkeit zu verstehen und die Vitalität auf zellulärer Ebene zu verbessern.

Wichtige Erkenntnisse auf einen Blick

Das Problem im Fokus

- Mitochondriale Dysfunktion (Störung der Zellkraftwerke) ist eine oft übersehene Ursache für chronische Müdigkeit, Brain Fog und Muskelschwäche.
- Die Mitochondrien sind die primären Energieproduzenten in jeder Zelle.

Die Ursachen im Überblick

- Die Mitochondrien werden geschädigt durch: chronischen Stress (Cortisol), chronische Entzündungen (freie Radikale, oxidativer Stress), Nährstoffmängel (B-Vitamine, Magnesium, Zink, CoQ_{10}, Carnitin) und Insulinresistenz.
- Mitochondriale Dynamik: Ein Ungleichgewicht zwischen Spaltung (Fission) und Verschmelzung (Fusion) von Mitochondrien kann die Energieproduktion drosseln und Entzündungen anfachen.

Der Lösungsansatz

- Schutz und Stärkung der Mitochondrien werden gewährleistet durch Stressreduktion, nährstoffdichte Ernährung und moderate Bewegung.
- Bei nachgewiesenem Mangel sollte gezielt supplementiert werden mit: Coenzym Q_{10}, L-Carnitin, B-Vitaminen, Magnesium, Zink.
- Indem wir Insulinresistenz, Entzündungen und Stress angehen, entlasten wir die Mitochondrien und packen die Ursachen direkt an.

Nach dem spannenden Einblick in die Welt der Mitochondrien betrachten wir nun einen weiteren zentralen Faktor der Vitalität: die Hormone. Diese mächtigen Botenstoffe agieren als unsichtbare Dirigenten und orchestrieren unzählige Prozesse im Körper, deren Harmonie essenziell für unser Wohlbefinden ist. Doch was passiert, wenn sie aus dem Takt geraten? Weiter geht's daher mit den Dirigenten des Lebens.

10
Die Dirigenten des Lebens – *wenn Hormone aus dem Takt geraten*

Bereit für den nächsten großen Player in Ihrem Körperorchester? Nachdem wir in den letzten Kapiteln die beeindruckenden Zusammenhänge zwischen Stress (unserem grünen Müdigkeitstyp), dem Zuckerstoffwechsel (blauer Hormontyp) und den winzigen, aber mächtigen Mitochondrien (ganz wichtig für den gelben Mangeltyp) entschlüsselt haben, wenden wir uns nun einem weiteren Bereich zu, der maßgeblich über Ihre Energie, Ihre Stimmung und Ihre Lebensqualität entscheidet: den Hormonen.

Sie wissen schon, diese unsichtbaren Botenstoffe, die im Körper das Zepter schwingen und dafür sorgen, dass alles im Lot ist. In Kapitel 5 haben wir bereits die Schilddrüsenhormone und deren Einfluss auf den Stoffwechsel beleuchtet. Und auch die HPA-Achse, unser zentraler Stress-Dirigent aus Kapitel 4, ist ein mächtiges hormonelles System, das unser Energielevel maßgeblich beeinflusst. Doch es gibt eine weitere, oft noch persönlichere Facette der hormonellen Steuerung: die Sexualhormone. Dieses Kapitel ist ein echtes Minenfeld aus Mythen, Ängsten und Hoffnungen, besonders wenn es um die Frage der Substitution geht. Doch keine Sorge, wir navigieren Sie sicher durch dieses Gelände, bewaffnet mit den neuesten wissenschaftlichen Erkenntnissen und einem gesunden Schuss Pragmatismus.

Hormonelle Dysbalancen – mehr als Wechseljahre oder Testosteronmangel

Wir haben bereits gesehen, dass Hormone – denken Sie an Cortisol bei Stress oder die Schilddrüsenhormone – maßgeblich darüber entscheiden, wie viel Energie wir im Alltag haben. Sie sind die feinsten Regulatoren im Körper, vergleichbar mit den Lautstärkereglern eines Mischpults: Ist einer zu laut oder zu leise eingestellt, gerät der gesamte Sound ins Ungleichgewicht. Und genau das passiert bei hormonellen Dysbalancen. Sie sind vielschichtiger, als man auf den ersten Blick meint, und reichen weit über die bekannten »Wechseljahre« bei Frauen oder den oft zitierten »Testosteronmangel« bei Männern hinaus. Diese Veränderungen können sich unbemerkt entwickeln und unser Energielevel sabotieren, was maßgeblich zu den Symptomen unseres blauen Hormontyps beiträgt.

Oft werden wir erst hellhörig, wenn die Veränderungen bereits deutlich spürbar sind: Hitzewallungen, Schlafstörungen, unerklärliche Gewichtszunahme oder ein deutlicher Verlust an Muskelmasse und Libido. Doch die Wahrheit ist: Lange bevor diese »klassischen« Symptome auftreten, finden im Hormonhaushalt bereits subtile Verschiebungen statt, die unser Wohlbefinden und unsere Energie beeinträchtigen können. Es ist, als würde sich die Musik – die Harmonien – langsam, aber unaufhaltsam schräg anhören, als wären die Instrumente verstimmt, und wir merken nur, dass etwas nicht in Ordnung ist, ohne genau zu wissen, warum. Das betrifft nicht nur die Sexualhormone, sondern kann auch das Zusammenspiel mit anderen Hormonen beeinflussen, die wir bereits besprochen haben – eine weitere Facette unseres komplexen Müdigkeitsprofils.

Sexualhormone und Energie – ein Blick auf Östrogen, Progesteron und Testosteron

Die Sexualhormone Östrogen, Progesteron und Testosteron sind weit mehr als nur für die Fortpflanzung zuständig. Sie sind wahre Allrounder im Körper und beeinflussen eine Vielzahl von Prozessen, die direkt mit unserem Energielevel, unserer Stimmung, unserer Knochen- und Muskelgesundheit, ja sogar unserer Gehirnfunktion und – jetzt wird's spannend – unserer mitochondrialen Aktivität zusammenhängen. Sie sind also nicht nur für das Liebesleben wichtig, sondern für die pure Lebensenergie!

Frauen: Von den fruchtbaren Jahren bis zur Menopause

Bei Frauen sind Östrogen und Progesteron die Hauptakteure, deren Spiegel im Laufe des Monatszyklus und des Lebens variieren. In den fruchtbaren Jahren sind sie für den Zyklus, die Libido und eine gesunde Knochen- sowie Herz-Kreislauf-Funktion verantwortlich. Östrogen spielt beispielsweise eine Rolle bei der Energieproduktion in den Mitochondrien und beeinflusst die Stimmung über Neurotransmitter. Progesteron wiederum hat eine beruhigende Wirkung, fördert den Schlaf und kann Entzündungen dämpfen.

An dieser Stelle ist es übrigens interessant zu bemerken: Der monatliche Zyklus, wie ihn die moderne Frau heute erlebt, ist aus evolutionärer Sicht ein relativ junges Phänomen. Über Jahrtausende hinweg waren Frauen in Jäger-und-Sammler-Gesellschaften und auch in früheren Agrargesellschaften weitaus seltener von Menstruationszyklen betroffen. Dies lag primär an den häufigen und oft aufeinanderfolgenden Schwangerschaften, aber auch an den langen, intensiven Stillzeiten. Das Stillen unterdrückt den Eisprung und damit den Menstruationszyklus, ein Phänomen, das als Laktationsamenorrhoe bekannt ist und quasi eine natürliche Geburtenkontrolle darstellte. So kam es, dass Frauen in der Vergangenheit über weite Teile ihres fruchtbaren Lebens schwanger waren oder stillten und somit nur eine vergleichsweise geringe Anzahl Menstruationszyklen über ihre gesamte reproduktive Phase hinweg erlebten. Der weibliche Körper ist evolutionär also nicht darauf ausgelegt, so viele Zyklen in Serie zu absolvieren, wie es die moderne Lebensweise oft mit sich bringt. Dieses ständige monatliche hormonelle Auf und Ab ist für viele Frauen eine zusätzliche Belastung, die sich auf das Energielevel auswirken kann, selbst wenn es als »normal« gilt.

Doch mit den Jahren, meist ab Mitte 40, beginnt bei den Frauen ein schleichender Übergang: die Perimenopause und schließlich die Menopause. Die Eierstöcke stellen ihre Funktion langsam ein, und die Produktion von Östrogen und Progesteron nimmt ab. Dieser natürliche, evolutionär geplante Prozess war einst das Signal für den Körper, den Fokus von der Fortpflanzung auf die Erhaltung der verbleibenden Ressourcen zu legen. In der Steinzeit war das sinnvoll, doch in unserer modernen Gesellschaft, in der wir deutlich älter werden und einen hohen Anspruch an unsere Lebensqualität im Alter haben, wird dieser Übergang oft als Belastung empfunden.

Für viele Frauen ist dies eine Zeit tiefgreifender Veränderungen, die weit über die bekannten Hitzewallungen und nächtlichen Schweißausbrüche hinausgehen. Typische Symptome sind auch chronische Müdigkeit, Schlafstörungen (man liegt wach, obwohl man hundemüde ist!), Gehirnnebel (Brain Fog), Konzentrationsschwierigkeiten, Reizbarkeit, Angstzustände und depressive Verstimmungen. Hinzu kommen oft unerklärliche

Gelenk- und Muskelschmerzen, Gewichtszunahme (besonders um die Taille herum – hallo Bauchfett!) und eine Abnahme der Knochendichte. Diese Symptome können das Leben massiv beeinträchtigen und lassen viele Frauen das Gefühl haben, nicht mehr sie selbst zu sein.

Hier schlagen unser blauer Hormontyp, der grüne Erschöpfungstyp und sogar der rote Entzündungstyp (denn hormonelle Dysbalancen können Entzündungen befeuern) gemeinsam Alarm. Der Mangel an Östrogen kann beispielsweise zu einem Anstieg von Entzündungsmarkern führen und die Insulinsensitivität negativ beeinflussen, während ein Progesteronmangel die Schlafqualität und die Stressresistenz mindern kann. Die Müdigkeit ist hier nicht nur ein Gefühl, sondern eine biologisch begründete Reaktion auf das hormonelle Ungleichgewicht.

Die Frage der Hormonersatztherapie (HRT) ist seit Jahrzehnten ein heiß diskutiertes Thema und hat viele Mythen und Ängste hervorgebracht. Nach den Ergebnissen der Women's-Health-Initiative-(WHI-)Studie Anfang der 2000er-Jahre, die ein erhöhtes Risiko für Brustkrebs und Herz-Kreislauf-Erkrankungen bei bestimmten Hormonpräparaten zeigte, brach eine regelrechte Hysterie aus. Frauen setzten ihre Hormone ab, Ärzte waren verunsichert – und die HRT wurde verteufelt. Doch die Wissenschaft hat seitdem dazugelernt! Wir wissen heute, dass die WHI-Studie entscheidende Schwächen hatte, vor allem bei der Auswahl der Patientinnen und der Art der eingesetzten Hormone. Moderne Studien und Metaanalysen zeigen, dass eine individuell angepasste HRT, die zum richtigen Zeitpunkt – idealerweise im sogenannten »Fenster der Gelegenheit« zu Beginn der Menopause – und mit den richtigen Hormonen (körperidentische Hormone) eingeleitet wird, bei symptomatischen Frauen mehr Vorteile als Risiken haben kann. Dazu zählen die Linderung menopausaler Beschwerden, die Verbesserung der Knochendichte und möglicherweise sogar positive Effekte auf die Herzgesundheit.

Es geht nicht um ein »Einheitsrezept«, sondern um eine maßgeschneiderte Therapie, die sorgfältig abgewogen und ärztlich begleitet werden muss. Hier treffen Mythen und wissenschaftliche Evidenz aufeinander, und es ist unsere Aufgabe, für Klarheit zu sorgen.

Männer: Andropause – der lange Abschied vom Testosteron

Auch Männer bleiben von hormonellen Veränderungen nicht verschont, obwohl der Prozess meist schleichender und weniger dramatisch verläuft als die Menopause bei Frauen. Man spricht hier von der Andropause oder, medizinisch präziser, vom Late-Onset-Hypogonadismus (LOH), einem altersbedingten Testosteronmangel. Während bei Frauen die Hormonproduktion relativ abrupt endet, sinkt der Testosteronspiegel bei Männern ab etwa 30 Jahren kontinuierlich um etwa ein bis zwei Prozent pro Jahr. Dieser langsame Abfall bleibt oft lange unbemerkt.

Typische Symptome eines Testosteronmangels bei Männern sind neben einer verminderten Libido und Erektionsstörungen auch chronische Müdigkeit, Antriebslosigkeit, depressive Verstimmungen, Reizbarkeit, Schlafstörungen, eine Abnahme der Muskelmasse und der Knochendichte sowie eine Zunahme von Bauchfett. Und ja, auch hier gibt es eine direkte Verbindung zur mitochondrialen Funktion und zur Energieproduktion auf Zellebene. Testosteron beeinflusst direkt die Mitochondrienfunktion und die Energieproduktion auf Zellebene. Ein Mangel kann die Energieeffizienz der Zellen beeinträchtigen und so zur Erschöpfung beitragen, was wiederum unseren blauen Hormontyp und den grünen Erschöpfungstyp betrifft.

Die Testosteron-Ersatztherapie (TRT) bei Männern ist ebenfalls ein kontroverses Thema. Lange Zeit gab es Bedenken wegen möglicher Risiken wie Prostatakrebs oder Herz-Kreislauf-

Erkrankungen. Doch auch hier hat die Forschung unser Verständnis verbessert. Bei Männern mit nachgewiesenem Testosteronmangel und entsprechenden Symptomen kann eine individuell angepasste TRT die Lebensqualität und das Energielevel deutlich steigern, die Muskelmasse erhöhen und die Knochendichte stärken. Wichtig sind auch hier eine präzise Diagnostik und eine engmaschige ärztliche Überwachung. Das Thema ist komplex, und es gibt viele Meinungen, aber die Wissenschaft liefert uns zunehmend klare Antworten.

Schleichende Veränderungen – warum wir sie oft erst spät bemerken

Die Natur hat uns so geschaffen, dass unser Hormonsystem sehr anpassungsfähig ist. Doch diese Anpassungsfähigkeit hat auch ihre Tücken. Der Übergang in hormonelle Veränderungen, sei es in den Wechseljahren oder der Andropause, ist oft ein schleichender Prozess. Symptome wie Müdigkeit, Stimmungsschwankungen oder Konzentrationsprobleme können leicht anderen Ursachen zugeschrieben werden: zu viel Stress im Job, Schlafmangel, das Alter – oder schlichtweg mangelnde Willenskraft, wie wir bereits in der Einleitung besprochen und entkräftet haben. Wer will schon zugeben, dass die Hormone verrücktspielen, wenn man sich doch eigentlich »zusammenreißen« sollte?

Die Komplexität hormoneller Dysbalancen liegt oft in ihrer subtilen Natur begründet, denn die ersten Anzeichen sind selten eindeutig. Symptome wie chronische Müdigkeit, diffuse Gelenkschmerzen oder eine leichte Reizbarkeit können viele Ursachen haben, sodass ein direkter Zusammenhang mit den Hormonen nicht sofort ersichtlich ist. Der Körper ist zudem ein

Meister der Kompensation. Er verfügt über erstaunliche Anpassungsmechanismen, um anfängliche Ungleichgewichte im Hormonhaushalt auszugleichen. Wenn beispielsweise ein Hormonwert leicht sinkt, versucht der Körper durch verstärkte Produktion in anderen Drüsen oder eine erhöhte Empfindlichkeit der Rezeptoren, diesen Mangel zu kompensieren. Diese internen Anpassungen erfordern jedoch zusätzliche Energie und erzeugen im Hintergrund eine schleichende, zunehmende Belastung für den Organismus. Diese »versteckte« Mehrarbeit kostet den Körper permanent wertvolle Ressourcen, da der Organismus ständig über seine normale Kapazität hinaus arbeiten muss, um das Gleichgewicht aufrechtzuerhalten. Genau diese zusätzliche Energie, die der Körper für die Kompensation aufwendet, fehlt Ihnen dann im Alltag für Ihre eigentlichen Aufgaben. Sie spüren es als diese Müdigkeit, wegen der Sie wahrscheinlich dieses Buch gekauft haben. Erst wenn diese Kompensationsmechanismen an ihre Grenzen stoßen und der Körper die Dysbalance nicht mehr ausgleichen kann, werden die Probleme offensichtlich. Dann sind die Symptome nicht mehr nur vage, sondern so massiv, dass sie nicht mehr zu ignorieren sind: Die Müdigkeit, ein Gefühl der inneren Leere, unerklärliche Reizbarkeit, Konzentrationsschwierigkeiten – all das kann ein subtiles Signal der Hormone sein, das uns auf eine beginnende Schieflage aufmerksam macht, noch bevor eine manifeste Erkrankung vorliegt. Gerade bei diesen leisen Verschiebungen hilft uns der Blick auf unseren blauen Hormontyp im Müdigkeitstest, die unspezifischen Beschwerden einem hormonellen Ungleichgewicht zuzuordnen.

Ein tieferer Blick zeigt, dass diese hormonellen Verschiebungen weit über die reine Produktion hinausgehen. Es geht auch um die Rezeptoren an den Zellen, die die Hormonsignale empfangen, um die Umwandlung von Hormonen in ihre aktiven oder inaktiven Formen sowie um den Abbau der Hormone. Ist einer dieser Schritte gestört, kommt es zur Dysbalance, selbst wenn die gemessenen Hormonspiegel im Blut noch »normal« erscheinen. Das ist der Moment, in dem die Medizin der »Laborzettel« an ihre Grenzen stößt und der erfahrene Blick auf das individuelle Befinden des Patienten, auf die Vital-Codes, entscheidend wird. So kann beispielsweise ein Mangel an Magnesium (ein Wink an unseren gelben Mangeltyp) die Wirkung von Hormonen beeinflussen, oder chronische Entzündungen (unser roter Entzündungstyp) können den Hormonhaushalt durcheinanderbringen, indem sie beispielsweise die Umwandlung von aktiven in inaktive Hormonformen fördern oder deren Abbauwege stören. Es ist ein faszinierendes, aber oft auch frustrierendes Zusammenspiel.

Um diesen schleichenden Prozess zu erkennen und gezielt gegenzusteuern, ist eine umfassende Hormondiagnostik unerlässlich. Das bedeutet: nicht nur die Standardwerte wie TSH (für die Schilddrüse), sondern auch ein detaillierter Blick auf die Sexualhormone und ihre Metaboliten. Messungen von Östradiol, Progesteron und Testosteron im Blut oder Speichel können ein genaues Bild der aktuellen Hormonlage liefern. Dabei ist es wichtig, die Tageszeit der Blutabnahme zu beachten, da Hormone starken tageszeitlichen Schwankungen unterliegen können. Auch hier gilt: Die Interpretation der Werte erfordert viel Erfahrung, denn nicht jeder Wert, der im »Normalbereich« liegt, ist auch optimal für Ihr individuelles Wohlbefinden. Gerade bei den Hormonen ist der Referenzbereich oft sehr breit gefasst und spiegelt eher einen Durchschnitt wider, nicht aber das individuelle Optimum für ein vitales Leben.

Leider werden auch diese umfassenden Hormonanalysen, die über die Standard-Checks hinausgehen, von den gesetzlichen Krankenkassen in der Regel nicht übernommen. Sie fallen oft unter individuelle Gesundheitsleistungen (IGeL), und die Kosten können je nach Umfang der Tests variieren. Private Krankenversicherungen können hier kulanter sein, aber eine vorherige Anfrage ist immer ratsam.

Wichtige Erkenntnisse auf einen Blick

Das Problem im Fokus

- Chronische Müdigkeit, Brain Fog, Schlafstörungen und Leistungsminderung können durch hormonelle Dysbalancen verursacht werden.
- Diese Verschiebungen sind oft subtil und schleichend und daher schwer zu erkennen.

Die Ursachen im Überblick

- Hormonelle Dysregulation umfasst Störungen der Schilddrüsenhormone (siehe Kap. 5), Stresshormone der HPA-Achse (siehe Kap. 4) sowie Sexualhormone (Östrogen, Progesteron, Testosteron).
- Hormonelle Veränderungen in Lebensphasen wie Perimenopause und Menopause bei Frauen oder Andropause bei Männern können zu Symptomen führen.
- Ein Mangel an Mikronährstoffen und chronische Entzündungen können die Hormonfunktion stören.

Der Lösungsansatz

- Eine umfassende Hormondiagnostik sollte die Messung von Schilddrüsenhormonen (TSH, fT3, fT4, rT3), Stresshormonen (Cortisol-Tagesprofil) und Sexualhormonen (Östrogen, Progesteron, Testosteron) beinhalten.
- Eine individuell angepasste Hormonersatztherapie (HRT/TRT) bei nachgewiesenem Mangel sollte stets unter ärztlicher Kontrolle erfolgen.
- Es ist wichtig, Stress, Nährstoffmängel und Entzündungen gezielt zu adressieren, da sie die Hormonbalance erheblich beeinflussen können.

Dass hormonelle Veränderungen zu chronischer Müdigkeit beitragen, ist ein wichtiger Schritt, um die Ursachen Ihrer Erschöpfung zu verstehen. Aber auch die kleinsten Bausteine – Vitamine, Mineralien und Spurenelemente – sind entscheidend, damit Zellen volle Leistung bringen. Im nächsten Kapitel entdecken Sie diesen verborgenen Hunger und seine Bedeutung für Ihre Vitalität.

11
Verborgener Hunger –
Nährstoffmangel als Energiebremse

Was ist eigentlich mit Mikronährstoffen? Wenn die Energie nachlässt, denken viele von uns früher oder später an Vitamine, Mineralien oder Spurenelemente. Und das ist gut so! Denn hinter der Frage, wie gut Ihre Zellen tatsächlich mit dem versorgt werden, was sie zum Leben brauchen, verbirgt sich oft der Schlüssel zu Ihrer chronischen Müdigkeit – und damit unser gelber Müdigkeitstyp.

Machen wir uns nichts vor: Die Vorstellung, dass wir in wohlhabenden Industrienationen im Überfluss leben, lässt uns selten an Mangel denken. Wir kaufen ein, was uns schmeckt und was wir uns leisten können, und gehen davon aus, dass unser Körper schon alles bekommt, was er braucht. Doch die Wahrheit ist, dass selbst in modernen Gesellschaften subtile Nährstoffdefizite weit verbreitet sind und eine heimtückische Rolle bei der chronischen Müdigkeit spielen. Es geht nicht nur darum, satt zu sein, sondern darum, zellulär »genährt« zu sein – und hier liegt oft der Hase im Pfeffer.

Wenn gesunde Ernährung allein nicht reicht

Erinnern Sie sich an meinen Döner-Test mit dem Zuckersensor aus Kapitel 1? Da dachte ich auch, ich esse gesund, vegan, voller guter Absichten – und mein Blutzucker spielte Hüpfburg. Genauso ist es bei Nährstoffmängeln: Wir essen uns satt, aber unsere Zellen bleiben hungrig. Die Ursachen sind vielfältig, aber die Konsequenzen sind immer die gleichen: Die zellulären Maschinen stottern, die Energieproduktion sinkt, und wir fühlen uns chronisch müde. Hier sprechen wir vom wahren Kern unseres gelben Mangeltyps.

Doch warum leiden wir überhaupt unter Nährstoffmängeln, obwohl die Supermarktregale überquellen und die Auswahl gigantisch ist? Die Gründe sind vielschichtig und spiegeln die Tücken unserer modernen Welt wider:

Qualität der Lebensmittel: Die Böden, auf denen unsere Lebensmittel wachsen, sind oft ausgelaugt und enthalten weniger Vitamine und Mineralstoffe als noch vor einigen Jahrzehnten. Intensive Landwirtschaft, Monokulturen und der Verzicht auf natürliche Düngung haben ihre Spuren hinterlassen. Ein Apfel von heute hat nicht mehr die gleiche Nährstoffdichte wie ein Apfel von früher. Dies ist keine bloße Behauptung. Untersuchungen, die den Nährstoffgehalt von Obst und Gemüse über die letzten 50 bis 70 Jahre verglichen haben, zeigen einen signifikanten Rückgang bei wichtigen Mineralstoffen wie Kalzium, Magnesium, Eisen und Zink sowie bei Vitamin C und bestimmten B-Vitaminen. Das bedeutet, wir müssten theoretisch viel größere Mengen essen, um die gleiche Menge an Mikronährstoffen zu bekommen – und das, ohne uns zu überessen. Das ist eine echte Herausforderung, die unser Ernährungssystem an seine Grenzen bringt.

Verarbeitungsgrad und Einfluss auf die Nährstoffe: Ultra-Processed Foods (UPFs), die wir in Kapitel 6 als »Plastik-Food« entlarvt haben, sind nicht nur Zuckerbomben und Entzündungsbeschleuniger, sie sind auch arm an Vitaminen, Mineralien und Ballaststoffen. Wir essen Kalorien, aber unsere Zellen bekommen nicht die notwendigen Bausteine, um effizient zu arbeiten. Das gesamte zelluläre System wird anfällig, die Energieproduktion stockt.

Individuelle Lebensumstände: Chronischer Stress (unser grüner Müdigkeitstyp) erhöht den Verbrauch bestimmter Mikronährstoffe. Sportler haben einen höheren Bedarf, Menschen mit chronischen Erkrankungen – hier kommen alle anderen Müdigkeitstypen ins Spiel, denn Entzündungen, hormonelle Dysbalancen und Verdauungsprobleme erhöhen den Nährstoffbedarf – benötigen mehr. Selbst die Einnahme bestimmter Medikamente kann die Aufnahme oder Verwertung von Vitaminen und Mineralien beeinträchtigen. Kurzum: Ein Standardrezept für jeden gibt es nicht. Was für den einen genug ist, reicht für den anderen noch lange nicht.

Nährstoffmängel im Detail – was uns am häufigsten fehlt

Welche Nährstoffmängel sind nun die häufigsten heimlichen Saboteure unserer Energie, die den gelben Mangeltyp befeuern? Die Liste ist länger, als man gemeinhin annimmt, und reicht weit über das übliche »Vitamin C für die Abwehr« hinaus.

Eisen – der Sauerstofftransporteur und Motor der Vitalität

Eisenmangel ist wohl der Klassiker unter den Nährstoffdefiziten und gleichzeitig eine der häufigsten Ursachen für chronische Müdigkeit, insbesondere bei Frauen im gebärfähigen Alter, bedingt durch die Menstruation, und bei Vegetariern/Veganern, da pflanzliches Eisen schlechter verwertet wird. Eisen ist ein unverzichtbarer Bestandteil des roten Blutfarbstoffs Hämoglobin und spielt damit eine zentrale Rolle beim Sauerstofftransport im Blut. Ist zu wenig vorhanden, kann der Körper nicht genügend Hämoglobin bilden. Die Folge: Die Zellen werden schlechter mit Sauerstoff versorgt, der Stoffwechsel läuft auf Sparflamme, und Sie fühlen sich müde, blass, abgeschlagen und haben oft Konzentrationsschwierigkeiten. Es ist, als würde der Motor zwar laufen, aber nicht genug Sauerstoff bekommen, um richtig zu brennen. Extreme Erschöpfung, blasse Haut, brüchige Nägel und Haarausfall sind deutliche Vital-Codes.

Die Diagnose des Eisenstatus ist nicht immer ganz trivial und erfordert einen genauen Blick. Neben dem Hämoglobinwert, der erst bei einer manifesten Anämie (Blutarmut) abfällt, sind vor allem der Ferritinwert (der Speicherwert für Eisen) und die Transferrinsättigung (ein Maß für den Anteil des Eisens, der tatsächlich transportiert wird) entscheidend – ein Mangel bei diesen Parametern, selbst wenn der Hämoglobinwert noch im Normbereich liegt, deutet auf einen beginnenden oder bereits ausgeprägten Eisenmangel hin, der bereits erhebliche Müdigkeit und Leistungseinbußen verursachen kann – die Zellen schreien hier schon nach Nachschub, auch wenn die Blutwerte noch nicht den »roten Bereich« erreicht haben.

Vitamin D_3 – der Sonnenhormon-Tausendsassa

Vitamin D_3 ist eigentlich kein Vitamin im klassischen Sinne, sondern ein Prohormon, das in unserer Haut unter Sonneneinstrahlung gebildet wird – ein wahrer Allrounder für unsere Gesundheit, der in unseren Breitengraden im Winter häufig zu kurz kommt. Aber auch im Sommer verhindern Sonnencremes und Büroarbeit eine ausreichende Produktion. Vitamin D_3

spielt eine entscheidende Rolle für unser Immunsystem, die Knochengesundheit, die Stimmung und – ja, Sie ahnen es – auch für unser Energielevel. Ein Defizit kann zu Muskelschwäche, erhöhter Infektanfälligkeit, depressiven Verstimmungen und chronischer Müdigkeit führen. Die Forschung zeigt zunehmend, dass Vitamin D_3 auch an der Mitochondrienfunktion beteiligt ist und Entzündungsprozesse dämpfen kann. Damit schlägt ein Vitamin-D-Mangel auch eine Brücke zum roten Entzündungstyp und zum blauen Hormontyp. Die Diagnose erfolgt über eine Blutuntersuchung (25-OH-Vitamin D_3). Eine Supplementierung ist gerade in den sonnenarmen Monaten oft sinnvoll.

B-Vitamine – die Zündkerzen des Energiestoffwechsels

B-Vitamine (B_1, B_2, B_3, B_5, B_6, B_7/Biotin, B_9/Folsäure, B_{12}) sind für unseren Energiestoffwechsel absolut unerlässlich. Sie fungieren als Coenzyme in unzähligen biochemischen Reaktionen, die Nährstoffe in Energie umwandeln. Stellen Sie sich die B-Vitamine als unermüdliche Helfer in einer Fabrik vor, die dafür sorgen, dass jede Maschine (Ihre Zellen) den richtigen Rohstoff zur richtigen Zeit bekommt und alle Fließbänder reibungslos laufen. Besonders wichtig sind sie für den sogenannten Zitronensäurezyklus und die Atmungskette in den Mitochondrien – also genau dort, wo die eigentliche ATP-Produktion stattfindet. Fehlt eines dieser B-Vitamine, kommt es zu einer Art »Engpass« in der Energieproduktion, die Fließbänder stoppen, und der Motor stottert. Das äußert sich direkt als chronische Müdigkeit, Erschöpfung, Konzentrationsschwierigkeiten und manchmal auch neurologische Symptome.

Eine zentrale Rolle spielt hier Vitamin B_{12} (Cobalamin). Ein Defizit tritt häufig bei Veganern und Vegetariern auf, da B_{12}

überwiegend in tierischen Produkten vorkommt. Aber auch Menschen mit Verdauungsstörungen – etwa einer chronischen Magenschleimhautentzündung, die die Aufnahme stört – oder Menschen, die bestimmte Medikamente wie Protonenpumpenhemmer (Magensäureblocker) oder Metformin (ja, das aus Kapitel 6!) einnehmen, sind betroffen. B_{12} ist essenziell für die Blutbildung, die Nervenfunktion und den Energiestoffwechsel. Ein Mangel kann Anämie, neurologische Beschwerden wie Kribbeln oder Taubheitsgefühle und ausgeprägte Müdigkeit verursachen. Die Diagnose erfolgt über Blutwerte, insbesondere durch Holo-Transcobalamin – die aktive Form von Vitamin B_{12}, die aussagekräftiger ist als der Gesamtwert.

Eng mit Vitamin B_{12} verbunden ist Folsäure (Vitamin B_9), die für Zellteilung, Blutbildung und die DNA-Synthese wichtig ist. Ein Defizit führt zu ähnlichen Symptomen wie B_{12}-Mangel und ist besonders in der Schwangerschaft relevant, um Fehlbildungen vorzubeugen. Folsäure steckt zwar in vielen grünen Blattgemüsen, ist aber hitzeempfindlich, geht beim Erhitzen also teilweise verloren.

Auch Vitamin B_3 (Niacin) trägt wesentlich zur Energieproduktion und zur Mitochondrienfunktion bei. Ein schwerer Mangel ist selten (Pellagra), kann aber Müdigkeit, Depressionen und Hautveränderungen verursachen.

Vitamin B_6 (Pyridoxin) ist an über 100 Enzymreaktionen beteiligt, darunter im Neurotransmitter-Stoffwechsel, der für Stimmung und Schlaf entscheidend ist. Ein Defizit kann Müdigkeit, Reizbarkeit, Schlafstörungen und sogar Nervenleiden verursachen.

Die Bestimmung der B-Vitamine im Blut ist möglich, aber nicht immer einfach zu interpretieren, da manche Vitamine eher in den Zellen wirken. Für eine verlässliche Beurteilung sind daher häufig die aktiven Formen oder bestimmte Stoffwechselprodukte aussagekräftiger als die Standard-Blutwerte.

Magnesium – der Multitasker für Muskeln, Nerven und Energie

Magnesium ist ein wahres Wundermineral, das an über 300 enzymatischen Reaktionen im Körper beteiligt ist. Es ist entscheidend für die ATP-Produktion in den Mitochondrien, die Muskel- und Nervenfunktion, die Regulierung des Blutzuckerspiegels und die Stressresistenz. Ein Mangel ist in der modernen Bevölkerung weit verbreitet, da viele Menschen nicht genügend magnesiumreiche Lebensmittel essen (Nüsse, Vollkornprodukte, grünes Blattgemüse) und der Bedarf durch Stress und Sport erhöht ist. Symptome sind Müdigkeit, Muskelschwäche, Krämpfe – besonders in den Waden! –, Schlafstörungen, Nervosität und Reizbarkeit. Ein Magnesiummangel kann direkt die Funktion der Mitochondrien (unser gelber Mangeltyp) beeinträchtigen und auch die Stressantwort des Körpers negativ beeinflussen (unser grüner Müdigkeitstyp), da es eine Rolle bei der Regulierung des Cortisolspiegels spielt. Die Diagnose ist schwierig, da nur ein kleiner Teil des Magnesiums im Blut zirkuliert – der sogenannte Serum-Magnesiumwert –, den Ärzte oft messen und der meist »normal« ist, selbst wenn ein echter Mangel vorliegt. Oft sind klinische Symptome und eine Probetherapie aussagekräftiger als reine Blutwerte. Speziallabore bieten manchmal auch intrazelluläre Magnesiummessungen an (z. B. im Vollblut), die genauer sein können, aber auch hier ist die Interpretation im Kontext entscheidend.

Erinnern Sie sich an meine Patientin Miriam aus der Einleitung des Buches? Sie profitierte maßgeblich von der Einnahme von Magnesiumglycinat. Diese spezielle Form von Magnesium zeichnet sich dadurch aus, dass sie besonders gut vom Körper aufgenommen wird und eine hohe Bioverfügbarkeit besitzt, was sie besonders wertvoll für die zelluläre Energieproduktion und die neurologische Funktion macht. Wir werden später noch ausführlicher auf die verschiedenen Formen von Magnesium und ihre gezielte Anwendung eingehen, wenn wir über die therapeutischen Möglichkeiten sprechen.

Zink – der Immunmodulator und Entzündungsdämpfer

Zink ist ein essenzielles Spurenelement, das für unser Immunsystem, die Zellteilung, die Wundheilung und die Funktion zahlreicher Enzyme unerlässlich ist. Es spielt eine Rolle bei der Immunabwehr und der Regulierung von Entzündungsprozessen. Ein Zinkmangel kann die Immunfunktion beeinträchtigen, was zu einer erhöhten Infektanfälligkeit und damit zu chronischer Entzündungsbereitschaft führen kann (ein Wink an unseren roten Entzündungstyp). Auch Müdigkeit, Haarausfall, Hautprobleme (z. B. Akne) und eine verminderte Geschmackswahrnehmung können auf Zinkmangel hindeuten. Zink ist auch für die Funktion der Schilddrüse wichtig, was den Kreis zu unserem blauen Hormontyp schließt.

Omega-3-Fettsäuren – die stillen Zellschützer

Obwohl wir sie in Kapitel 7 schon im Zusammenhang mit Entzündungen besprochen haben, sind Omega-3-Fettsäuren auch hier, beim gelben Mangeltyp, von großer Bedeutung. Sie sind essenziell für die Struktur unserer Zellmembranen, insbesondere im Gehirn, und haben starke entzündungshemmende Eigenschaften. Ein Mangel, der in der westlichen Ernährung sehr häufig ist, da wir zu viele Omega-6-Fettsäuren (aus verarbeiteten Pflanzenölen) aufnehmen, befeuert chronische Entzündungen und kann die Zellfunktion – auch die der Mitochondrien – beeinträchtigen. Die Folge: Müdigkeit, Brain Fog und eine erhöhte Anfälligkeit für viele chronische Erkrankungen. Omega-3-Fettsäuren sind wahre »Superhelden« für die Zellgesundheit.

Es wird deutlich: Nährstoffmängel sind keine Lappalie, sondern können Ihre Energie erheblich beeinträchtigen und das gesamte System aus dem Gleichgewicht bringen. Sie sind ein zentraler Pfeiler für das Verständnis chronischer Müdigkeit und erklären, warum unser Müdigkeitsprofil so oft ein »buntes« Gemisch aus verschiedenen Farben ist.

Diagnostik – eine Spurensuche im Labor

Wie aber findet man heraus, ob man selbst von einem oder mehreren dieser heimlichen Saboteure – also von Nährstoffmängeln – betroffen ist und der gelbe Mangeltyp die eigene Energie bremst? Die Diagnostik von Nährstoffmängeln ist eine echte Detektivarbeit, denn der Standard-Check beim Hausarzt, den die gesetzlichen Krankenkassen bezahlen, zeigt nicht immer, wie gut die Zellen wirklich versorgt sind. Einige wichtige Beispiele:

- **Eisen:** Lässt sich gut im Blut bestimmen; ein Mangel führt schnell zu Müdigkeit und Schwäche.
- **Vitamin B_{12}:** Standardmessung ist möglich. Für eine exaktere Bewertung sind spezielle Tests wie Holo-Transcobalamin verfügbar, die dann allerdings meist selbst bezahlt werden müssen.
- **Vitamin-D_3:** Der 25-OH-Vitamin-D_3-Wert zeigt den Status an. Wichtig ist nicht nur »kein Mangel«, sondern ein optimaler Spiegel (Kosten ca. 25–40 Euro).

- **Magnesium:** Die Blutwerte sind oft trügerisch, da der Körper sie stabil hält. Symptome (Muskelkrämpfe, Nervosität, Müdigkeit) und Spezialtests sind meist aussagekräftiger.
- **Omega-3-Fettsäuren:** Ein Omega-3-Index im Blut zeigt das Verhältnis von Omega-3 zu Omega-6 und gibt Hinweise auf Entzündungsrisiken (Selbstzahlerleistung).

Zusammenfassend gilt: Die Diagnostik von Nährstoffmängeln ist wichtig, um den gelben Mangeltyp zu identifizieren. Sie ist aber nicht immer so einfach, wie man es sich wünschen würde, und erfordert oft eine Kombination aus sorgfältiger Anamnese, der Beachtung Ihrer Symptomatik und gezielten Labortests. Und ja, viele der aussagekräftigeren Tests müssen Sie derzeit noch selbst bezahlen. Doch die Investition in ein klares Bild über Ihre Mikronährstoffversorgung kann der entscheidende Schritt sein, um die Energiebremse zu lösen.

Wichtige Erkenntnisse auf einen Blick

Das Problem im Fokus

- Chronische Müdigkeit kann durch »verborgenen Hunger« entstehen, also subtile Nährstoffdefizite, die die Zellen aushungern lassen, obwohl die Ernährung scheinbar ausreichend ist.
- Dieses Problem ist auch in Industrienationen weit verbreitet.

Die Ursachen im Überblick

- Nährstoffqualität der Nahrung: Ausgelaugte Böden, intensive Landwirtschaft, lange Transportwege und industrielle Verarbeitung (UPFs) reduzieren den Vitamin- und Mineraliengehalt.
- Erhöhter Bedarf: Chronischer Stress, Sport, chronische Krankheiten und bestimmte Medikamente erhöhen den Verbrauch.
- Häufige Mängel betreffen Eisen (Sauerstofftransport), Vitamin D_3 (Hormon-Tausendsassa, Immunsystem), B-Vitamine (Energiestoffwechsel),

Magnesium (Multitasker), Zink (Immunmodulator) und Omega-3-Fettsäuren (Entzündungsdämpfer).

Der Lösungsansatz

- Die präzise Diagnostik des Nährstoffstatus umfasst Ferritin, Holo-Transcobalamin (B_{12}), 25-OH-Vitamin D_3, den Omega-3-Index und gegebenenfalls eine intrazelluläre Magnesiummessung.
- Bei nachgewiesenem Mangel ist eine gezielte Supplementierung wichtig, wobei Qualität, Bioverfügbarkeit und ärztliche Aufsicht entscheidend sind.
- Nährstoffdichte Ernährung bildet das Fundament, mit Fokus auf unverarbeitete Lebensmittel, viel Gemüse, Hülsenfrüchte, Nüsse und Samen.
- Ein »First Shot« mit Magnesium und Vitamin D_3 kann bei unklarer Müdigkeit einen sicheren Einstieg bieten.

Die Welt der Mikronährstoffe zeigt eindrucksvoll, wie eng alles zusammenhängt. Besonders der gelbe Mangeltyp beeinflusst alle anderen Müdigkeitstypen – ein kleines Defizit kann das gesamte System ins Wanken bringen. Nun ist es an der Zeit, all diese Erkenntnisse zusammenzuführen, ein klares Gesamtbild zu zeichnen und die ersten Schritte für Ihre persönliche Energiewende abzuleiten.

12
Der Weg zurück – *Ihre persönliche Energiewende beginnt*

Bereit für eine kurze Rückblende, bevor wir uns den Lösungen widmen? Die ersten elf Kapitel waren wie Detektivarbeit: Schicht für Schicht haben wir die komplexen Ursachen chronischer Müdigkeit aufgedeckt – von biochemischen Mechanismen über versteckte Saboteure bis hin zu den Einflüssen unseres modernen Lebens. Schritt für Schritt wurde deutlich: Ihre Müdigkeit ist kein Hirngespinst und keine Frage von Willensschwäche, sondern ein klares Signal Ihres Körpers, dass sein fein abgestimmtes System aus dem Takt geraten ist. Diese Perspektive ist die Grundlage für das, was jetzt folgt.

Die wahren Energieblockaden

Müdigkeit entsteht selten durch eine einzelne Ursache, sondern meist durch ein »buntes Profil« verschiedener Faktoren. Ein zentraler Baustein ist der Stress: Die **HPA-Achse,** der überforderte Dirigent unseres grünen Erschöpfungstyps, versucht unermüdlich, Gleichgewicht zu schaffen, doch unter Dauerlast gerät sie ins Stottern. Der morgendliche Energiekick bleibt aus, der Schlaf am Abend wird gestört, und das Nervensystem bleibt im Alarmzustand. Die Folge ist ein daueraktiviertes System, das Energie verbraucht, statt sie bereitzustellen.

Wir haben die **Schilddrüse** als Stoffwechsel-Gaspedal kennengelernt und verstanden, warum selbst »normale« Werte eine

Unterfunktion verbergen können, die maßgeblich unseren blauen Hormontyp beeinflusst und uns bleiern müde macht. Dieses oft übersehene Problem ist heimtückisch, denn die gängigen Labortests greifen hier oft zu kurz. Spurenelemente wie **Jod, Selen** und **Zink** sind mitentscheidend für die Schilddrüsenleistung, und das Phänomen des **Reverse T3** fungiert als evolutionär sinnvoller, heute jedoch häufig ungünstiger »Energiesparmodus«, der den Stoffwechsel drosselt. Bildlich gesprochen: ein klemmender Schlüssel, der den Motor nicht freigibt.

Auch die **Insulinresistenz,** unser »Zuckersaboteur«, spielt eine zentrale Rolle. Sie lässt die Zellen hungern, obwohl das System im Zucker schwimmt – ein paradoxer Zustand, der nicht nur den blauen Hormontyp betrifft, sondern auch den Grundstein für unseren roten Entzündungstyp legt. Wir haben gelernt, dass Insulinresistenz keineswegs gleich Diabetes ist, sondern eine weitverbreitete Vorstufe, die viele Menschen betrifft, ohne dass sie es ahnen. Blutzuckerschwankungen führen zu reaktiver Hypoglykämie, Leistungseinbrüchen und Heißhunger, während ein chronisch erhöhter Insulinspiegel Gewichtszunahme und stille Entzündungen anfeuert. Die Rolle stark verarbeiteter Lebensmittel wurde schonungslos offengelegt.

Apropos Entzündung: Die **Silent Inflammation** ist das heimliche Feuer in unseren Zellen, das Energie verbrennt und die **Mitochondrien** schädigt. Ausgelöst durch chronischen Stress, ungünstige Ernährung, Umweltgifte und unterschwellige Infektionen hält es den Körper in einem permanenten Alarmzustand – ein Teufelskreis, der die Müdigkeit weiter antreibt und unseren roten Entzündungstyp direkt erklärt. Selbst ein einfacher NLR-Wert im großen Blutbild kann Hinweise liefern und die Diagnostik präziser machen.

Und wer hätte gedacht, dass unser **Darmmikrobiom,** dieses unsichtbare Ökosystem in unserem Bauch, so tiefgreifend in unsere Energieproduktion, unsere Immunfunktion und unsere Stimmung eingreift? Wir haben erfahren, dass die Billionen Mikroorganismen in unserem Darm nicht nur bei der Verdauung helfen, sondern auch Vitamine produzieren, das Immunsystem modulieren und sogar Neurotransmitter für unser Gehirn herstellen. Dysbiose kann die Darmwand durchlässig machen **(Leaky Gut)**, Entzündungen fördern und die Nährstoffaufnahme stören. Hier schließt sich der Kreis zum roten Entzündungstyp und zum gelben Mangeltyp. Die Biodiversität in unserem Darm spiegelt die Artenvielfalt auf der Erde und unterstreicht die tiefe Verbundenheit des Menschen mit der Natur.

Und dann sind da die **Mitochondrien,** die wahren Kraftwerke unserer Zellen, genauer unter die Lupe genommen. Ihre Dysfunktion, oft getriggert durch Nährstoffmangel, Stress und Entzündung, führt direkt zu Energiemangel und bildet den Kern des gelben Mangeltyps. Die Dynamik aus **Fission und Fusion** entscheidet über Leistungsfähigkeit und Resilienz, und spezifische Mikronährstoffe wie **Coenzym Q_{10}** und **Carnitin** können hier essenzielle Unterstützung bieten.

Nicht zuletzt haben wir die **Hormone,** die wahren Dirigenten unseres gesamten Körpers. Wir haben gelernt, dass nicht nur Schilddrüsen- und Stresshormone, sondern auch Sexualhormone wie **Östrogen, Progesteron** und **Testosteron** im Laufe des Lebens schwanken. In Phasen wie Perimenopause, Menopause oder Andropause kann ein Mangel oder ein Ungleichgewicht zu chronischer Müdigkeit, Schlafstörungen, Brain Fog und einer allgemeinen Leistungsminderung führen. Ob eine Hormonersatztherapie sinnvoll ist, erfordert eine individuelle, präzise Abwägung.

Auch die stillen Saboteure auf zellulärer Ebene, die Nährstoffmängel, dürfen nicht vergessen werden. **Eisen** als Sauerstofftransporteur, **Vitamin D_3** als Sonnenhormon, **B-Vitamine** als Zündkerzen des Energiestoffwechsels, **Magnesium** als Multitasker und **Zink** als Immunmodulator. Auch in einer Wohlstandsgesellschaft sind subtile Defizite verbreitet, begünstigt durch verarbeitete Lebensmittel und erhöhte Bedarfe. Die Detektivarbeit im Labor ist hier entscheidend, um diese verborgenen Hungerzustände zu entlarven und gezielt gegenzusteuern.

Vom Wissen zur Umsetzung

Was all diese Erkenntnisse gemeinsam haben? Sie zeigen uns, dass chronische Müdigkeit ein hochkomplexes Zusammenspiel ist, bei dem unser moderner Lebensstil – geprägt von Überforderung, falscher Ernährung, mangelnder Verbindung zur Natur und schleichenden biologischen Veränderungen – unser fein abgestimmtes System an seine Grenzen bringt. Das mag auf den ersten Blick überwältigend wirken, birgt aber eine enorme Chance: Wenn wir die Mechanismen verstehen, können wir auch gezielt eingreifen.

Sie wissen jetzt, wo die Bremsen in Ihrem Energiehaushalt sitzen und welche Rolle sie für Ihr persönliches Müdigkeitsprofil spielen. Doch Wissen allein genügt nicht, um den Motor wieder auf Hochtouren zu bringen. Jetzt kommt der spannende Teil: konkrete Strategien und praxistaugliche Lösungen. Es geht darum, Erkenntnisse in Handlungen zu übersetzen, »Stellschrauben« zu justieren und dem Körper Werkzeuge für Heilung und Regeneration an die Hand zu geben.

Sind Sie bereit, Ihre persönliche Energiewende einzuleiten und wieder voller Elan durchs Leben zu gehen? Los geht's.

13
Schlaf –
das unterschätzte Elixier

Schlaf. Ja, Schlaf. Wenn es um Müdigkeit geht, denken viele von uns sofort daran. Man könnte meinen, das sei eine Binsenweisheit: Wer müde ist, soll schlafen. Punkt. Doch die Wahrheit ist, dass Schlaf weit mehr ist als nur eine einfache Pause oder eine schnelle Reparatur für unser Gehirn. Er ist das ultimative Regenerationsprogramm für Körper und Geist, ein nächtliches Wunderwerk, das über Vitalität, Stimmung, Konzentrationsfähigkeit und Widerstandskraft entscheidet. Und wenn dieses Elixier nicht in der richtigen Qualität und Menge fließt, ist chronische Müdigkeit die unvermeidliche Folge. Ja, Schlaf beeinflusst direkt Prozesse wie die Insulinsensitivität oder die Entzündungsbereitschaft in Ihrem Körper – Themen, die wir bereits ausführlich beleuchtet haben und die maßgeblich zu Ihrem Müdigkeitsprofil beitragen. In diesem Kapitel werden wir entschlüsseln, warum Schlaf das Fundament Ihrer Energiewende ist und wie Sie dieses unterschätzte Potenzial voll ausschöpfen können.

Regeneration in der Nacht – warum Qualität vor Quantität geht

Die meisten von uns messen Schlaf in Stunden. Acht Stunden sind gut, sechs sind schlecht, zehn ein Luxus. Doch diese rein quantitative Betrachtung greift zu kurz. Schlaf ist keine simple

Ein-/Aus-Funktion, bei der der Körper einfach nur »ausgeschaltet« wird, um am nächsten Morgen frisch zu starten. Vielmehr ist er ein hochkomplexer, aktiver Prozess, der in verschiedenen Phasen abläuft – und jede dieser Phasen spielt eine entscheidende Rolle für unsere Regeneration. Es ist wie ein nächtliches Wartungsprogramm, das auf mehreren Ebenen gleichzeitig abläuft, um Sie für den nächsten Tag fit zu machen.

Jede Nacht durchlaufen wir mehrere Schlafzyklen, die sich aus verschiedenen Phasen zusammensetzen: dem leichten Schlaf, dem Tiefschlaf und dem REM-Schlaf (Rapid Eye Movement). Jeder Zyklus dauert etwa 90 Minuten und wiederholt sich vier bis sechs Mal. Die Qualität Ihres Schlafes hängt entscheidend davon ab, wie viel Zeit Sie in den wichtigsten Phasen verbringen.

Der Tiefschlaf ist dabei der wahre Held für die körperliche Regeneration. In dieser Phase, die besonders in der ersten Hälfte der Nacht dominant ist, fährt Ihr Gehirn seine Aktivität herunter, die Herzfrequenz sinkt, und die Muskeln entspannen sich tief. Hier werden Wachstumshormone ausgeschüttet, die für die Reparatur von Zellen und Geweben zuständig sind. Muskeln erholen sich von den Belastungen des Tages, kleine Schäden werden behoben, das Immunsystem wird gestärkt, indem wichtige Immunzellen aktiviert und Entzündungsreaktionen gedämpft werden, und der Körper tankt physische Energie. Wenn Sie sich morgens trotz ausreichender Schlafdauer wie gerädert fühlen, liegt das oft an einem Mangel an tiefem, erholsamem Schlaf. Es ist, als würde Ihr Smartphone die ganze Nacht am Ladekabel hängen, aber der Akku wird trotzdem nicht voll, weil der Ladeprozess immer wieder unterbrochen wurde oder nur im Energiesparmodus lief. Ohne diesen tiefen Schlaf ist Ihr Körper nicht in der Lage, sich auf zellulärer Ebene wirklich zu erholen, was direkt zu chronischer Müdigkeit und verminderter körperlicher Leistungsfähigkeit führt.

Der REM-Schlaf hingegen ist das Reich des Geistes. Diese

Phase, die gegen Morgen hin dominanter wird, ist gekennzeichnet durch schnelle Augenbewegungen, intensive Träume und eine hohe Gehirnaktivität, die der des Wachzustandes ähnelt. Hier werden Erlebnisse verarbeitet, Erinnerungen konsolidiert und Emotionen reguliert. REM-Schlaf ist entscheidend für unsere kognitive Leistungsfähigkeit, Kreativität, Lernfähigkeit und psychische Stabilität. Ein Mangel an REM-Schlaf kann sich in Konzentrationsschwierigkeiten, Reizbarkeit, Stimmungsschwankungen, einer verminderten Problemlösungsfähigkeit und einer erhöhten Anfälligkeit für Stress äußern – Symptome, die wir ja bereits bei unserem grünen Erschöpfungstyp und auch bei hormonellen Dysbalancen (unserem blauen Typ) beobachtet haben. Es ist, als würde Ihr Computer zwar hochfahren, aber alle wichtigen Programme, die für reibungsloses Arbeiten nötig wären, nicht laufen.

Qualität geht also klar vor Quantität: Eine kurze Nacht mit viel Tief- und REM-Schlaf kann erholsamer sein als eine lange Nacht voller Unterbrechungen und oberflächlichem Schlaf. Das Problem ist, dass unser moderner Lebensstil diese Schlafqualität oft massiv beeinträchtigt. Dauerstress, unregelmäßige Schlafzeiten, Blaulicht von Bildschirmen bis in die späten Abendstunden – all das stört den natürlichen Schlafzyklus und verhindert, dass wir die wichtigen Regenerationsphasen erreichen. Das Ergebnis ist eine chronische Schlafschuld, die sich in bleierner Müdigkeit manifestiert, selbst wenn wir uns bemühen, »genug« zu schlafen. Diese Schuld summiert sich über Tage, Wochen und Monate und führt zu einer schleichenden Erschöpfung, die nur schwer wieder aufzuholen ist.

Störungen des Schlaf-wach-Rhythmus – wenn die innere Uhr falsch tickt

Unser Körper ist ein Meister der Rhythmen. Einer der wichtigsten davon ist der zirkadiane Rhythmus, unsere innere Uhr. Sie steuert unseren Schlaf-wach-Zyklus, die Hormonproduktion (z. B. Cortisol und Melatonin), die Körpertemperatur, den Stoffwechsel und viele andere biologische Prozesse innerhalb von etwa 24 Stunden. Diese innere Uhr ist ein Geschenk der Evolution, das uns hilft, uns an den Tag-Nacht-Rhythmus der Erde anzupassen. Sie sorgt dafür, dass wir abends müde werden und morgens energiegeladen aufwachen – im Idealfall.

Doch in unserer modernen Welt wird diese innere Uhr oft massiv gestört. Wir leben in einer Gesellschaft, die rund um die Uhr in Betrieb ist, und unser Körper muss sich dem anpassen – oft mit fatalen Folgen für unseren Schlaf und unser Energielevel.

Ein Hauptstörfaktor ist das künstliche Licht, insbesondere das Blaulicht von Smartphones, Tablets, Computern und Fernsehern. Dieses Licht signalisiert unserem Gehirn, dass Tag sei, selbst wenn draußen längst die Sterne leuchten. Die Folge: Die Produktion von Melatonin, unserem Schlafhormon, wird unterdrückt. Melatonin ist der sanfte Dirigent, der uns abends in den Schlaf gleiten lässt und für eine tiefe, erholsame Nacht sorgt. Wenn seine Produktion gestört ist, fällt uns das Einschlafen schwer, der Schlaf ist oberflächlich, und wir wachen morgens wie gerädert auf. Hier sehen wir eine direkte Verbindung zu unserem blauen Hormontyp, da Melatonin ein zentrales Hormon für unseren Schlaf-wach-Rhythmus ist und seine Dysregulation direkt zu Müdigkeit führt.

Die Wirkung von Blaulicht auf unseren Schlaf-wach-Rhythmus ist dabei erstaunlich genau und wissenschaftlich gut belegt. In unseren Augen gibt es spezielle Lichtrezeptoren, die nicht für das Sehen zuständig sind, sondern direkt Informationen über Helligkeit und Lichtfarbe an unser Gehirn, genauer gesagt an den suprachiasmatischen Nukleus, unsere innere Uhr, weiterleiten. Diese Rezeptoren sind besonders empfindlich für blaues Licht. Wenn wir abends, zu einer Zeit, in der es eigentlich dunkel sein sollte, noch hellem blauem Licht von Bildschirmen ausgesetzt sind, interpretiert unser Gehirn dies als Tageslicht. Es erhält das Signal: »Bleib wach! Es ist noch nicht Zeit zum Schlafen!« Die Produktion von Melatonin, das uns auf den Schlaf vorbereiten und ihn einleiten soll, wird massiv gehemmt. Das Ergebnis: Wir fühlen uns nicht müde, obwohl wir es eigentlich sein sollten, und das Einschlafen wird zur Qual. Selbst wenn wir dann doch irgendwann einschlafen, ist die Qualität des Schlafs oft beeinträchtigt, da die natürliche Schlafarchitektur gestört bleibt.

Genau hier setzen Blaulichtfilterbrillen an, die in der Biohacking-Szene und zunehmend auch in der breiten Bevölkerung immer beliebter werden. Diese Brillen haben spezielle orange oder gelbe Gläser, die das blaue Lichtspektrum herausfiltern. Trägt man sie in den Stunden vor dem Schlafengehen – idealerweise zwei bis drei Stunden vorher –, erreichen die blauen Lichtanteile die Augen nicht mehr. Für das Gehirn ist es dann, als würde die Sonne untergehen, selbst wenn Sie noch vor dem Computer sitzen oder auf Ihr Smartphone schauen. Die Melatoninproduktion kann ungestört anlaufen, und der Körper wird auf natürliche Weise auf den Schlaf vorbereitet. Viele Anwender berichten von einem deutlich schnelleren Einschlafen, einem tieferen Schlafgefühl und einem erholteren Erwachen. Es ist ein einfacher, aber effektiver Trick, um die moderne Lebensweise mit unserer evolutionär geprägten Biologie in Einklang zu bringen und unserem Körper das Signal zu geben, das er für einen gesunden Schlaf braucht. Natürlich ersetzen diese Brillen keine gute Schlafhygiene, aber sie können ein wertvolles Werkzeug sein, um die negativen Auswirkungen unserer digitalen Welt auf unseren Schlaf abzumildern.

Auch unregelmäßige Schlafzeiten sind Gift für unsere innere Uhr. Wer unter der Woche bis spät in die Nacht arbeitet und am Wochenende versucht, den Schlaf nachzuholen, bringt seinen zirkadianen Rhythmus massiv durcheinander. Es ist wie ein permanenter Jetlag, der den Körper in einen Zustand chronischer Verwirrung versetzt. Der Körper verliert die Orientierung zwischen Schlaf und Wachsein und reagiert mit chronischem Energiemangel. Dieser soziale Jetlag, den viele am Wochenende erleben, wenn sie versuchen, verlorenen Schlaf nachzuholen, kann die innere Uhr noch weiter desynchronisieren und langfristig zu Stoffwechselstörungen und chronischer Erschöpfung führen.

Chronischer Stress (unser grüner Müdigkeitstyp) ist ebenfalls ein mächtiger Saboteur des Schlafs. Stresshormone wie Cortisol halten den Körper in Alarmbereitschaft und verhindern das Herunterfahren des Nervensystems, das für das Einschlafen und Durchschlafen so essenziell ist. Ein überaktives Stresssystem führt zu unruhigem Schlaf, häufigem Aufwachen und dem Gefühl, trotz Schlaf nicht wirklich erholt zu sein. Der Körper gerät in eine Dauerschleife von Anspannung, selbst wenn er eigentlich ruhen sollte.

Schichtarbeit, lange Reisen über Zeitzonen hinweg (Jetlag) und sogar bestimmte Medikamente können ebenfalls den Schlaf-wach-Rhythmus stören und zu chronischer Müdigkeit führen. Die Erkenntnis ist klar: Erholsamer Schlaf entsteht durch das harmonische Zusammenspiel von innerer Uhr und äußeren Einflüssen. Wenn die innere Uhr aus dem Takt gerät, leidet das gesamte Energiesystem.

Praktische Micro-Preps – kleine Stellschrauben, große Wirkung

Die gute Nachricht ist: Wir sind den Störungen unseres Schlafs nicht hilflos ausgeliefert. Auch wenn die moderne Welt uns viele Fallen stellt, gibt es zahlreiche einfache, aber erstaunlich wirkungsvolle Strategien, um unseren Schlaf zu optimieren und damit unsere Energie zurückzugewinnen. Das sind Ihre persönlichen Schlaf-Micro-Preps – kleine, gezielte Verhaltensänderungen, die, regelmäßig durchgeführt, überproportional große Auswirkungen auf Ihre Schlafqualität und Ihr Wohlbefinden haben können. Es geht nicht darum, perfekt zu sein, sondern darum, bewusste Entscheidungen zu treffen, die Ihrem Körper helfen, wieder in seinen natürlichen Rhythmus zu finden:

- **Halten Sie einen festen Schlaf-wach-Rhythmus ein.** Versuchen Sie, jeden Tag zur gleichen Zeit ins Bett zu gehen und aufzustehen, auch am Wochenende. Das mag anfangs schwerfallen, aber es ist der wichtigste Schritt, um Ihre innere Uhr zu synchronisieren. Der Körper liebt Routine! Regelmäßigkeit stabilisiert die Produktion von Schlaf- und Wachhormonen und signalisiert dem Körper, wann es Zeit für Ruhe ist.
- **Optimieren Sie Ihr Schlafzimmer.** Machen Sie es zu einer wahren Schlafhöhle. Das bedeutet: Dunkelheit ist das A und O. Selbst kleinste Lichtquellen (Stand-by-Lichter, Ladegeräte, digitale Wecker) können die Melatoninproduktion stören und die Schlafqualität beeinträchtigen. Verdunklungsvorhänge oder eine bequeme Schlafmaske helfen hier. Die Temperatur sollte kühl sein, idealerweise zwischen 16 und 18 °C, da eine leicht kühlere Umgebung den Einschlafprozess fördert. Und sorgen Sie für Ruhe: Lärm kann den Schlaf stören, selbst wenn Sie nicht bewusst davon aufwachen. Ohrstöpsel oder weißes Rauschen können hier helfen.

- **Vermeiden Sie Blaulicht am Abend.** Mindestens eine Stunde, besser zwei Stunden vor dem Schlafengehen sollten Sie Bildschirme von Smartphones, Tablets, Computern und Fernsehern meiden. Das von diesen Geräten ausgestrahlte Blaulicht unterdrückt die Melatoninproduktion massiv und signalisiert Ihrem Gehirn, es wäre helllichter Tag. Lesen Sie stattdessen ein gedrucktes Buch, hören Sie entspannende Musik oder ein Hörbuch, führen Sie ein ruhiges Gespräch mit Ihrem Partner oder schreiben Sie Ihre Gedanken in ein Tagebuch. Wenn es gar nicht anders geht, nutzen Sie Apps auf Ihren Geräten oder spezielle Brillen, die das störende Spektrum herausfiltern.
- **Schaffen Sie ein entspannendes Abendritual.** Ihr Körper braucht klare Signale, dass es Zeit ist, herunterzufahren und sich auf den Schlaf vorzubereiten. Ein warmes Bad mit wohlriechenden ätherischen Ölen (wie Lavendel), leichte Dehnübungen oder sanftes Yoga, eine kurze Meditation, Atemübungen, das Hören eines beruhigenden Podcasts oder das Lesen eines nicht zu aufregenden Buches können helfen, den Geist zu beruhigen und den Übergang in den Schlaf zu erleichtern. Vermeiden Sie anregende Aktivitäten wie intensive Work-outs, hitzige Diskussionen, das Bearbeiten von Problemen oder das Planen des nächsten Tages kurz vor dem Schlafengehen.
- **Achten Sie auf Ihre Ernährung am Abend.** Schwere, fettreiche Mahlzeiten, viel Zucker oder Alkohol kurz vor dem Schlafengehen belasten die Verdauung, stören den Blutzuckerspiegel und beeinträchtigen den Schlaf. Alkohol mag anfangs müde machen, verschlechtert aber die Schlafqualität massiv, insbesondere den wichtigen REM-Schlaf. Auch Koffein sollte am Nachmittag und Abend gemieden werden, da es noch Stunden später wachhalten kann. Eine leichte, proteinreiche Mahlzeit am frühen Abend kann hingegen stabilisierend wirken.
- **Nutzen Sie die Kraft der Natur und des Tageslichts.** Tanken

Sie tagsüber ausreichend Tageslicht, besonders am Morgen. Ein kurzer Spaziergang im Freien direkt nach dem Aufwachen hilft, Ihre innere Uhr zu kalibrieren und die Melatoninproduktion am Abend zu fördern. Natürliches Licht signalisiert dem Körper, dass es Zeit ist, wach und aktiv zu sein, was den Kontrast zur Dunkelheit am Abend verstärkt und den Schlaf-wach-Rhythmus stabilisiert.

- **Praktizieren Sie abendliches Wassertreten für besseren Schlaf.** Das ist ein altbewährter Tipp aus der Hydrotherapie, der erstaunlich gut funktioniert. Füllen Sie dazu Ihre Badewanne oder eine große Wanne mit kaltem Wasser, etwa knöchelhoch. Gehen Sie hinein und »treten« Sie für etwa eine Minute auf der Stelle, wie ein Storch. Achten Sie auf einen sicheren Stand, damit Sie nicht ausrutschen! Das kalte Wasser bewirkt zunächst eine Verengung der Blutgefäße in den Füßen (Vasokonstriktion). Anschließend abtrocknen und warme Socken anziehen: Es kommt zu einer reaktiven Erweiterung der Gefäße (Vasodilatation), die die Durchblutung fördert und die Wärmeabgabe des Körpers erleichtert – ein wichtiges Signal für den Körper, dass es Zeit zum Schlafen ist. Zudem kann der Kältereiz den Vagusnerv stimulieren, der Teil des parasympathischen Nervensystems ist und für Entspannung und Ruhe sorgt. Es ist eine einfache, aber effektive Methode, um den Geist von kreisenden Gedanken abzulenken und den Körper auf natürliche Weise in einen schlafbereiten Zustand zu versetzen. Danach ab ins Bett – Sie werden den Unterschied spüren!

Der überraschende Tipp Nr. 1: Atmen Sie durch die Nase – auch im Schlaf!

Dies mag trivial klingen, ist aber ein Gamechanger für viele, die unter Schlafstörungen und Müdigkeit leiden. Die meisten Menschen atmen nachts unbewusst durch den Mund, besonders wenn die Nase verstopft ist oder sie leicht schnarchen. Doch die

Nasenatmung ist der Mundatmung in vielerlei Hinsicht überlegen, und das hat direkte Auswirkungen auf Ihre Schlafqualität und damit auf Ihr Energielevel. Die Atmung durch die Nase filtert, befeuchtet und wärmt die Luft an, bevor sie in die Lunge gelangt. Viel wichtiger aber noch: Die Art der Atmung fördert die Produktion von Stickstoffmonoxid (NO) in den Nasennebenhöhlen. Dieses Gas erweitert unsere Blutgefäße und verbessert die Sauerstoffaufnahme in der Lunge. Das bedeutet: Sie bekommen mehr Sauerstoff in Ihr System, Ihre Zellen werden besser versorgt, und die Atmung wird effizienter. Eine verbesserte Sauerstoffversorgung in der Nacht ist entscheidend für die Regeneration und die Energieproduktion in den Mitochondrien. Zudem aktiviert die Nasenatmung stärker den Vagusnerv, der Teil des parasympathischen Nervensystems ist und für Entspannung und Ruhe sorgt. Das hilft, den Körper herunterzufahren und in einen tieferen, erholsameren Schlaf zu gleiten.

Wer durch den Mund atmet, neigt eher zum Schnarchen, zu Schlafapnoe und einer flacheren Atmung, was die Sauerstoffversorgung beeinträchtigt und den Körper in einen leichten Stresszustand versetzt. Die Folge: Sie wachen müde und unerholt auf, selbst wenn Sie lange genug geschlafen haben. Ein einfacher Trick, um die Nasenatmung im Schlaf zu fördern, ist das vorsichtige Abkleben des Mundes mit einem speziellen hautfreundlichen Pflaster (sogenanntes Mouth Taping). Wichtig ist hierbei jedoch, dass die wissenschaftliche Evidenz für Mouth Taping als Schlaftherapie noch nicht umfassend ist und weitere Studien benötigt werden, um die Langzeitwirkungen und Sicherheit vollständig zu belegen. Diese Methode sollte daher mit Vorsicht angewendet werden und ist keinesfalls für jeden geeignet. Insbesondere Patienten mit Schlafapnoe-Syndrom (nächtliche Atemaussetzer) oder anderen schweren Atemproblemen sollten diese Technik unter keinen Umständen ohne vorherige ärztliche Abklärung und Überwachung ausprobieren. Generell gilt: Sprechen Sie immer mit Ihrem Hausarzt oder einem Schlafmediziner, bevor Sie neue Schlafstrategien ausprobieren – besonders wenn Sie unter Vorerkrankungen leiden. Doch für viele, die keine zugrunde liegenden Atemprobleme haben, kann dies ein einfacher, aber potenziell revolutionärer Schritt zu mehr Energie sein.

Der überraschende Tipp Nr. 2:
Kühlen Sie Ihre Füße vor dem Schlafengehen!

Das klingt vielleicht paradox, denn wir haben gerade über warme Socken und Wassertreten gesprochen. Doch es gibt einen faszinierenden physiologischen Mechanismus, der hier ins Spiel kommt: Um einzuschlafen, muss unsere Körperkerntemperatur leicht absinken. Dies geschieht auf natürliche Weise, indem der Körper Wärme über die Extremitäten, insbesondere Hände und Füße, abgibt. Wenn unsere Füße zu warm sind oder die Wärmeabgabe gestört ist, kann dies den Einschlafprozess verzögern. Studien zeigen, dass eine leichte Kühlung der Füße – beispielsweise durch ein kurzes Fußbad in lauwarmem Wasser (nicht eiskalt!) oder einfach das Herausstrecken der Füße aus der Bettdecke – die Erweiterung der Blutgefäße in den Füßen fördern kann. Dadurch wird die Wärmeabgabe erleichtert und die Kerntemperatur des Körpers gesenkt. Der Effekt ist subtil, kann aber für manche Menschen den entscheidenden Unterschied machen, um schneller in den Schlaf zu finden. Ein einfacher Trick, der die natürliche Thermoregulation des Körpers unterstützt und so zu einem tieferen, erholsameren Schlaf beitragen kann. Probieren Sie es aus und finden Sie heraus, ob Ihre Füße der Schlüssel zu Ihrer nächtlichen Erholung sind!

Der überraschende Tipp Nr. 3:
Versuchen Sie die »Paradoxe Intention« – bleiben Sie bewusst wach!

Das klingt vielleicht völlig verrückt und widerspricht allem, was Sie bisher über Schlaf gehört haben. Aber genau das ist der Clou! Die paradoxe Intention ist eine Technik aus der kognitiven Verhaltenstherapie für Insomnie (CBT-I), die darauf abzielt, den Druck und die Angst vor dem Einschlafen zu reduzieren. Viele Menschen mit Schlafstörungen entwickeln eine regelrechte »Einschlaf-Angst«: Je mehr sie versuchen einzuschlafen, desto wacher werden sie. Der Gedanke »Ich MUSS jetzt schlafen« erzeugt Stress und hält den Körper in Alarmbereitschaft. Bei der paradoxen Intention drehen Sie den Spieß um: Sie legen sich ins Bett und versuchen bewusst, so lange wie möglich wach zu bleiben. Sagen Sie sich immer wieder: »Ich bleibe jetzt wach. Ich will nicht einschlafen.« Das Absurde daran: Indem Sie den Druck rausnehmen, schwindet oft die Angst, und der Körper kann auf natürliche Weise in den Schlaf gleiten. Es ist, als würde man einem Kind sagen, es solle nicht an einen rosa Elefanten denken – und genau das tut es dann. Die Technik hilft, den Teufelskreis aus Angst und Schlaflosigkeit zu durchbrechen.

Wichtig: Diese Methode ist für Menschen mit chronischer Insomnie gedacht und sollte nicht bei Schlafapnoe oder anderen ernsthaften Schlafstörungen ohne ärztliche Rücksprache angewendet werden. Sie ist ein psychologischer Trick, der die biologische Reaktion des Körpers auf Druck umkehrt und so den Weg für einen erholsamen Schlaf ebnen kann.

Möchten Sie noch einen weiteren Geheimtipp für besseren Schlaf entdecken?

Manchmal ist der Schlüssel zu erholsamem Schlaf einfacher, als wir denken, und liegt direkt in unserer Atmung.

Besuchen Sie dazu unsere Online-Plattform:
www.muede-trotz-schlaf.de
Schnell-Code: schlafen

Die dort vorgestellte Atemtechnik wird Ihnen helfen, leichter einzuschlafen und die Schlafqualität zu verbessern. Lassen Sie sich überraschen, wie eine einfache Atemübung Ihr nächtliches Energie-Elixier optimieren kann.

Schlaf ist kein passiver Zustand, sondern ein aktiver Motor Ihrer Gesundheit und Energie. Durch bewusste Entscheidungen und kleine, aber konsequente Veränderungen in unseren Gewohnheiten können wir die Qualität unseres Schlafes deutlich verbessern – und damit einen entscheidenden Schritt auf dem Weg zurück zu mehr Vitalität und Lebensfreude machen. Die Investition in guten Schlaf ist die beste Investition in Ihr Energielevel.

Wichtige Erkenntnisse auf einen Blick

Das Problem im Fokus

- Chronische Müdigkeit entsteht durch unzureichende Schlafqualität und -quantität, die die Regeneration von Körper und Geist behindern.
- Schlaf ist weit mehr als nur eine simple Pause.

Die Ursachen im Überblick

- Gestörte Schlafzyklen führen zu einem Mangel an Tiefschlaf (körperliche Regeneration, Wachstumshormone) und REM-Schlaf (geistige Verarbeitung, Stimmung).
- Ein gestörter zirkadianer Rhythmus entsteht durch künstliches Licht (Blaulicht), unregelmäßige Schlafzeiten und chronischen Stress, die die innere Uhr aus dem Takt bringen.
- Negative Einflüsse wie schwere Mahlzeiten, Alkohol und Koffein am Abend wirken sich nachteilig auf den Schlaf aus.

Der Lösungsansatz

- Es ist wichtig, die Schlafqualität über die Quantität zu stellen.
- Ein fester Schlaf-wach-Rhythmus sowie eine optimierte Schlafumgebung (dunkel, kühl, ruhig) fördern einen erholsamen Schlaf.
- Am Abend sollte Blaulicht reduziert werden (Bildschirme meiden, Blaulichtfilterbrillen nutzen).

- Etablieren Sie ein entspannendes Abendritual.
- Die Nasenatmung im Schlaf sollte gefördert werden, gegebenenfalls durch Mouth Taping nach ärztlicher Rücksprache.
- Kühlen Sie Ihre Füße vor dem Schlafengehen, um die Kerntemperatur zu senken.
- Bei Einschlafproblemen kann die Technik »Paradoxe Intention«, also bewusst wach zu bleiben, hilfreich sein.

Schlaf ist ein echter Kraftspender – das Fundament Ihrer Energie und Ihres Wohlbefindens. Doch selbst die beste Nachtruhe nützt wenig, wenn der Tank tagsüber leer bleibt. Zeit, den nächsten großen Player unter die Lupe zu nehmen: die Ernährung. Clever eingesetzt liefert sie nicht nur Treibstoff, sondern kann auch wie Medizin wirken.

14
Ernährung –
tanken Sie den richtigen Treibstoff

Wenn Sie an Ernährung denken, denken Sie vielleicht: »Essen? Na klar, ich esse doch jeden Tag!« Doch die Wahrheit ist, dass Ernährung weit mehr ist als nur das Füllen des Magens. Sie ist der Treibstoff, der Ihre Billionen von Zellen am Laufen hält, der Bauplan für Hormone, Neurotransmitter und Immunzellen und der Dirigent für unzählige Stoffwechselprozesse. Wenn dieser Treibstoff von minderer Qualität ist, wenn die Baupläne unvollständig sind oder der Dirigent falsche Noten bekommt, dann ist chronische Müdigkeit die logische, unvermeidliche Folge. Es geht nicht nur darum, satt zu sein, sondern darum, zellulär »genährt« zu sein – und hier liegt oft der Hase im Pfeffer. Das ist ein Phänomen, das viele Menschen betrifft, ohne dass sie es merken: Sie essen sich zwar satt, nehmen vielleicht sogar zu, doch ihre Zellen hungern im Stillen. In diesem Kapitel entschlüsseln wir, wie Sie mit der richtigen Ernährung Ihre Energie zurückgewinnen und Ihrem Körper die Power geben können, die er verdient.

Stabile Energie statt Achterbahn – Blutzucker und Entzündungen

Erinnern Sie sich an den »Zuckersaboteur« aus Kapitel 6 und die tückische Insulinresistenz, die unsere Zellen hungern lässt, obwohl wir im Zucker schwimmen? Genau hier beginnt unsere Antimüdigkeitsernährung. Das oberste Prinzip lautet:

Stabilisieren Sie Ihren Blutzucker!

Jede Achterbahnfahrt des Blutzuckerspiegels – ein rasanter Anstieg nach einer zucker- oder weißmehlreichen Mahlzeit, gefolgt von einem tiefen Absturz – kostet Ihren Körper enorme Energie. Die Bauchspeicheldrüse muss ständig Höchstleistungen vollbringen, um Insulin zu produzieren, und der anschließende Blutzuckerabfall führt zu reaktiver Hypoglykämie, die uns müde, zittrig und unkonzentriert macht. Das ist der direkte Weg in die Erschöpfung, der unseren blauen Hormontyp maßgeblich beeinflusst. Die zelluläre Energieversorgung wird dadurch gestört, was zu Brain Fog und Müdigkeit führt.

Sanfter Blutzuckeranstieg – Energie ohne Crash

Komplexe Kohlenhydrate statt einfacher Zucker

Verabschieden Sie sich von raffinierten Zuckern, Süßigkeiten und Weißmehlprodukten (unser »Plastik-Food« aus Kapitel 6!). Diese »leeren« Kalorien sorgen für schnelle Energiespitzen, gefolgt von Müdigkeit. Greifen Sie stattdessen zu Vollkornprodukten wie Haferflocken, Vollkornbrot, Quinoa, Hirse oder braunem Reis, die die Zuckeraufnahme im Darm verlangsamen und für eine gleichmäßige Energiefreisetzung sorgen. Die Energie wird tröpfchenweise freigegeben statt in einem Sturzbach, was den Insulinspiegel stabil hält und die Bauchspeicheldrüse entlastet. Auch Hülsenfrüchte wie Linsen, Kichererbsen und Bohnen sind wahre Blutzuckerstabilisatoren und liefern zusätzlich wertvolles Protein – ideal, um Energie gleichmäßig verfügbar zu halten.

Protein zu jeder Mahlzeit

Eiweiß ist der beste Blutzuckerstabilisator. Es verlangsamt die Verdauung und sorgt für ein lang anhaltendes Sättigungsgefühl. Es ist essenziell für Muskeln, Enzyme, Hormone und Neurotransmitter, also für all jene Strukturen und Botenstoffe, die direkt über unser Energielevel und unsere Stimmung entscheiden. Ein Mangel an Protein kann daher direkt zu Muskelschwäche, Antriebslosigkeit und einer verminderten Produktion wichtiger Botenstoffe führen, was unseren gelben Mangeltyp besonders beeinträchtigt. Integrieren Sie hochwertige Proteinquellen wie Fisch (insbesondere fetten Fisch für Omega-3-Fettsäuren!), mageres Fleisch, Eier, Hülsenfrüchte, Nüsse, Samen oder Tofu in jede Ihrer Hauptmahlzeiten. Achten Sie dabei auf eine gute Verteilung über den Tag: Ein proteinreiches Frühstück kann den Blutzucker für Stunden stabilisieren und Heißhungerattacken vorbeugen, während eine proteinreiche Mahlzeit am Abend die Regeneration in der Nacht unterstützt.

Gesunde Fette als Energiequelle

Fette hatten lange einen schlechten Ruf, doch die Wissenschaft hat längst bewiesen: Es kommt auf die Art der Fette an! Gesunde Fette liefern nicht nur lang anhaltende Energie, sondern verlangsamen ebenfalls die Zuckeraufnahme im Darm und tragen maßgeblich zur Zellgesundheit bei. Sie sind essenziell für die Bildung unserer Zellmembranen, insbesondere im Gehirn, und spielen eine Rolle bei der Produktion von Hormonen. Setzen Sie auf ungesättigte Fette aus Avocado, hochwertigem Olivenöl (am besten extra nativ), Nüssen (Mandeln, Walnüsse, Cashews), Samen (Leinsamen, Chiasamen) und fettem Fisch. Diese Fette sorgen für eine stabile Energieversorgung, da sie langsam verbrannt werden und keine Blutzuckerspitzen verursachen. Sie sind auch wichtig für die Aufnahme fettlöslicher Vitamine wie Vitamin D_3, das wir ja bereits als Multitalent für unsere Energie kennengelernt haben. Eine ausreichende Zufuhr gesunder Fette ist somit ein direkter Beitrag zu einem stabilen Energielevel und zur Gesundheit Ihrer Mitochondrien.

> *Merke: Jede Mahlzeit sollte Kohlenhydrate, Proteine und Fette kombinieren, um Energie stabil freizusetzen.*

Entzündungshemmende Kost

Erinnern Sie sich an die Silent Inflammation, das heimliche Feuer, das in unseren Zellen schwelt und unseren roten Entzündungstyp befeuert? Unsere Ernährung kann dieses Feuer entweder anfachen oder löschen. Chronische Entzündungen rauben dem Körper kontinuierlich Energie, da das Immunsystem ständig im Alarmzustand ist und Ressourcen für einen Kampf verbraucht, der nie endet. Das führt zu tief sitzender Erschöpfung, die sich nicht einfach wegschlafen lässt.

Die erweiterte DASH-Ernährung als Antientzündungsstrategie

Ein hervorragendes Beispiel für eine Ernährungsform, die stabilen Blutzucker und Entzündungsreduktion elegant vereint, ist die DASH-Diät. Sie wurde ursprünglich zur Senkung von Blutdruck entwickelt, wirkt aber weit darüber hinaus. Die DASH-Diät ist der traditionellen Mittelmeerkost sehr ähnlich, fokussiert auf viel Obst, Gemüse, Vollkornprodukte, fettarme Milchprodukte, mageres Fleisch (insbesondere Geflügel und Fisch), Nüsse, Samen und Hülsenfrüchte. Gleichzeitig wird der Konsum von rotem Fleisch, gesättigten Fetten, Zucker und Salz stark reduziert. Diese Kombination macht die DASH-Diät zu einer wahren Antientzündungsstrategie. Die reichlich vorhandenen Antioxidantien und Ballaststoffe wirken entzündungshemmend, während der reduzierte Zucker- und Fettanteil den Blutzucker stabilisiert und so indirekt Entzündungen dämpft. Damit ist die DASH-Diät nicht nur gut für Ihr Herz-Kreislauf-System, sondern auch ein echter Segen für Ihr Energielevel und ein direkter Angriff auf unseren roten Entzündungstyp. Sie ist ein Paradebeispiel dafür, wie eine Ernährung, die auf den ersten Blick »nur« eine bestimmte Krankheit behandeln soll, positive Effekte auf das gesamte System und damit auf Ihre Müdigkeit haben kann.

Entzündungshemmende Lebensmittel

Integrieren Sie reichlich entzündungshemmende Lebensmittel in Ihren Alltag. Dazu gehören vor allem buntes Gemüse und Obst, das reich an Antioxidantien ist (je bunter, desto besser!). Diese Pflanzenstoffe wirken wie kleine Feuerwehrleute, die freie Radikale – die Brandbeschleuniger der Entzündung – neutralisieren. Kreuzblütler wie Brokkoli und Grünkohl, alle Arten von Beeren, dunkle Blattsalate und Gewürze wie Kurkuma und Ingwer sind wahre Entzündungskiller. Omega-3-Fettsäuren, diese »Superhelden« der Zellgesundheit, die wir bereits in Kapitel 11 besprochen haben, sind essenziell für die Dämpfung von Entzündungen. Nehmen Sie regelmäßig fetten Fisch (Lachs, Makrele, Hering) zu sich oder greifen Sie zu pflanzlichen Quellen wie Leinöl, Chiasamen und Walnüssen. Ein optimales Verhältnis von Omega-3- zu Omega-6-Fettsäuren ist hier entscheidend, um Entzündungsprozessen entgegenzuwirken, da ein Übermaß an Omega-6-Fettsäuren (oft in verarbeiteten Pflanzenölen zu finden) entzündungsfördernd wirken kann.

Und schließlich: Vermeiden Sie entzündungsfördernde Lebensmittel. Reduzieren Sie den Konsum von stark verarbeiteten Lebensmitteln, Transfetten (oft in Fertigprodukten und Fast Food versteckt) und übermäßigem Zucker. Diese sind nicht nur schlecht für den Blutzucker, sondern heizen auch die Entzündungsprozesse im Körper an und belasten das Immunsystem unnötig.

Eine solche Ernährungsumstellung ist keine klassische Diät, sondern eine dauerhafte Veränderung Ihrer Essgewohnheiten. Sie ist eine Investition in Ihr Energielevel, die sich jeden Tag auszahlt und Ihren Körper von innen stärkt.

Möchten Sie einen praktischen Startpunkt für Ihre Ernährungsumstellung?

Die Umstellung auf eine entzündungshemmende Ernährung ist eine Investition in Ihr Energielevel, die sich jeden Tag auszahlen wird.

Besuchen Sie dazu unsere Plattform:
www.muede-trotz-schlaf.de
Schnell-Code: dash

Der kostenlose Muster-Wochen-Ernährungsplan nach DASH-Prinzipien zum Download wird Ihnen helfen, Ihre Küche mit dem richtigen Treibstoff zu füllen.

So fördern Sie Ihre Darmgesundheit

Nachdem wir über das Mikrobiom als unser »zweites Gehirn« gesprochen haben, wird es Sie nicht überraschen, dass die Gesundheit Ihres Darms eine absolut zentrale Rolle für Ihre Energie spielt. Eine gestörte Darmflora, die sogenannte Dysbiose, kann zu Entzündungen führen (unser roter Entzündungstyp) und die Aufnahme von Nährstoffen behindern (unser gelber Mangeltyp). Hier helfen zwei Superstars der Darmgesundheit: fermentierte Lebensmittel und präbiotische Ballaststoffe.

Fermentierte Lebensmittel

Das sind wahre Schatzkammern für gute Darmbakterien. Durch den Fermentationsprozess, der seit Jahrtausenden in vielen Kulturen zur Haltbarmachung von Lebensmitteln genutzt wird, entstehen lebende Mikroorganismen, sogenannte Probiotika, die unsere Darmflora bereichern und stärken. Diese Probiotika sind nicht nur »Mitbewohner«, sondern aktive Helfer, die die Darmbarriere stärken, das Wachstum schädlicher Bakterien hemmen und sogar kurzkettige Fettsäuren wie Butyrat produzieren – wichtige Energiequellen für unsere Darmzellen mit entzündungshemmender Wirkung. Denken Sie an:

- Sauerkraut (roh)
- Kimchi
- Kefir und Joghurt (natur, ungesüßt)
- Kombucha
- Miso, Tempeh und Natto

Der regelmäßige Verzehr dieser Lebensmittel stärkt die Darmflora, dämpft Entzündungen und unterstützt die Energieproduktion.

Präbiotische Ballaststoffe

Wenn Probiotika die »guten« Bakterien sind, dann sind Präbiotika das »Futter« für diese. Es handelt sich um spezielle unverdauliche Ballaststoffe, die von unseren Darmbakterien fermentiert werden und so deren Wachstum und Aktivität fördern. Sie sind quasi der Dünger für unseren inneren Regenwald, der dafür sorgt, dass die guten Bakterien gedeihen. Ohne ausreichend Präbiotika können selbst die besten Probiotika nicht optimal arbeiten.

Reich an präbiotischen Ballaststoffen sind:

- Zwiebeln, Knoblauch, Lauch
- Spargel, Artischocken
- unreife Bananen (enthalten resistente Stärke)
- Haferflocken, Gerste
- Hülsenfrüchte, Flohsamenschalen, Inulin

Die Kombination aus fermentierten Lebensmitteln (Probiotika) und präbiotischen Ballaststoffen ist eine unschlagbare Strategie, um Ihre Darmgesundheit zu stärken. Ein gesundes Mikrobiom verbessert Nährstoffaufnahme (gut für unseren gelben Mangeltyp), Immunfunktion (reduziert Entzündungen, gut für unseren roten Entzündungstyp) und die Produktion von Neurotransmittern – und steigert so Ihre Energie. Es ist eine Investition in Ihr »zweites Gehirn«, die sich in spürbar mehr Vitalität auszahlt.

Mikronährstoffe – wenn kleine Helfer Großes bewirken

Wir haben in Kapitel 11 bereits ausführlich über die Bedeutung von Mikronährstoffen gesprochen und darüber, dass sie potenzielle »Energiebremsen« sind, wenn sie fehlen. Hier geht es nun darum, wie Sie durch Ernährung und gegebenenfalls Supplementierung sicherstellen, dass Ihre Zellen optimal versorgt sind – und der gelbe Mangeltyp keine Chance hat.

- **Eisen:** entscheidend, um die Sauerstoffversorgung Ihrer Zellen zu gewährleisten; enthalten in rotem Fleisch, Hülsenfrüchten, grünem Blattgemüse und Nüssen
- **Vitamin D_3:** für so viele Prozesse wichtig, dass ein Mangel fast schon ein Energiekiller ist; achten Sie auf ausreichend Sonne oder Supplementierung

- **B-Vitamine:** unterstützen die Energieproduktion; enthalten in Vollkornprodukten, Hülsenfrüchten, Nüssen und tierischen Produkten
- **Magnesium:** in grünem Blattgemüse, Nüssen, Samen und Vollkornprodukten; bei Stress oder Sport ist der Bedarf erhöht
- **Zink:** in Fleisch, Meeresfrüchten, Nüssen und Samen; essenziell für Immunsystem und Entzündungsdämpfung
- **Omega-3-Fettsäuren:** in fettem Fisch; wichtig, das Verhältnis von Omega-3 zu Omega-6 auszugleichen

Eine nährstoffdichte Ernährung ist die Grundlage für ein vitales Leben. Sie stillt den »verborgenen Hunger« Ihrer Zellen und liefert die Bausteine, die Ihr Körper für eine optimale Energieproduktion braucht. Es geht nicht um Verzicht, sondern um eine bewusste Auswahl von Lebensmitteln, die Ihren Körper nähren und stärken.

Die Ernährung ist ein mächtiges Werkzeug in Ihrer Hand, um Ihre Energie zu beeinflussen. Indem Sie bewusst wählen, was auf den Teller kommt, können Sie den Blutzucker stabilisieren, Entzündungen dämpfen, Ihren Darm stärken und Ihre Zellen optimal mit Mikronährstoffen versorgen. Das ist der Weg zu einem vitalen, energiegeladenen Leben, in dem Sie wieder die volle Kontrolle über Ihren Stoffwechsel übernehmen.

Ihr Power-Snack für unterwegs: Der »fluffige« Energie-Boost-Riegel

Nachdem wir nun die Theorie der Antimüdigkeitsernährung durchdrungen haben, kommt der praktische Teil, der Ihren Alltag revolutionieren kann! Denn was nützt das beste Wissen, wenn der Heißhunger zuschlägt und keine gesunde Alternative parat ist? Genau dafür habe ich einen »superfluffigen« Power-Snack entwickelt, der all unsere Prinzipien vereint: Er stabilisiert den Blutzucker, liefert gesunde Fette und Proteine, füttert die Darmbakterien und steckt voller Mikronährstoffe. Und das Beste: Er ist schnell gemacht und perfekt zum Mitnehmen!

Zutaten für ca. 10–12 Riegel

- 150 g Haferflocken (fein oder grob, ganz nach Geschmack – liefern komplexe Kohlenhydrate und Ballaststoffe)
- 50 g Leinsamen (geschrotet, für Omega-3-Fettsäuren und Ballaststoffe)
- 50 g Chiasamen (für Omega-3-Fettsäuren und Ballaststoffe)
- 100 g gemischte Nüsse (z. B. Mandeln, Walnüsse, Cashews – für gesunde Fette, Proteine und Mineralien wie Magnesium und Zink)
- 30 g Proteinpulver (neutral oder Vanille – für extra Protein, hilft, den Blutzucker zu stabilisieren)
- 100 g Datteln (entsteint, weich – als natürliches Süßungsmittel und für Ballaststoffe; in Maßen verwenden, da zuckerreich)
- 50 g ungesüßtes Apfelmus (für Fluffigkeit und natürliche Süße)
- 50 ml ungesüßte Pflanzenmilch (z. B. Mandel- oder Hafermilch)
- 1 Teelöffel Zimt (wirkt blutzuckerstabilisierend und entzündungshemmend)
- 1 Prise Meersalz (betont den Geschmack)
- *optional:* 1 Esslöffel Kakaonibs (für Antioxidantien und einen leichten Schokokick)
- *optional:* 1 Esslöffel gefriergetrocknete Beeren (für zusätzliche Vitamine und Antioxidantien, z. B. Blaubeeren oder Himbeeren)

Zubereitung – so einfach geht's

- Vorbereitung: Die Datteln zusammen mit dem Apfelmus und der Pflanzenmilch in einem Mixer oder Food Processor pürieren, bis eine homogene, klebrige Masse entsteht. Das ist die Basis für unsere »Fluffigkeit«!

- Mischen der trockenen Zutaten: In einer großen Schüssel die Haferflocken, Leinsamen, Chiasamen, gemischten Nüsse (grob gehackt), Proteinpulver, Zimt und Meersalz gut vermischen. Wenn Sie Kakaonibs oder gefriergetrocknete Beeren verwenden möchten, fügen Sie diese jetzt hinzu.
- Alles zusammenfügen: Die feuchte Dattel-Apfelmus-Mischung zu den trockenen Zutaten geben und alles gründlich mit den Händen verkneten, bis ein fester, aber formbarer Teig entstanden ist. Es erfordert ein bisschen Kraft, aber es lohnt sich!
- Formen und Kühlen: Eine rechteckige Form (ca. 20 × 15 cm) mit Backpapier auslegen. Die Teigmasse gleichmäßig darin verteilen und fest andrücken, am besten mit einem Löffelrücken oder den Händen. Je fester Sie andrücken, desto stabiler werden die Riegel.
- Ab in den Kühlschrank: Die Form für mindestens 2 Stunden, besser über Nacht, in den Kühlschrank stellen. So wird die Masse fest und lässt sich gut schneiden.
- Schneiden und genießen: Die feste Masse aus der Form nehmen und in ca. 10–12 Riegel schneiden. Fertig ist Ihr fluffiger Energie-Boost-Riegel!

Diese Riegel sind der perfekte Begleiter für den kleinen Hunger zwischendurch, vor oder nach dem Sport, oder wenn das gefürchtete Nachmittagstief zuschlägt. Sie liefern lang anhaltende Energie, stabilisieren den Blutzucker und versorgen Ihren Körper mit wichtigen Nährstoffen. Bewahren Sie die Riegel in einer luftdichten Box im Kühlschrank auf – so bleiben sie bis zu einer Woche frisch. Sie sind der lebende Beweis dafür, dass gesunde Ernährung lecker, praktisch und ein echter Gamechanger für Ihr Energielevel sein kann!

Wichtige Erkenntnisse auf einen Blick

Das Problem im Fokus

- Chronische Müdigkeit entsteht durch unzureichenden oder falschen »Treibstoff« für die Zellen.
- Viele Menschen essen sich zwar satt, aber ihre Zellen hungern im Stillen.

Die Ursachen im Überblick

- Blutzucker-Achterbahn: Raffinierte Zucker und Weißmehlprodukte verursachen schnelle Blutzuckerspitzen und -abstürze, die Energie rauben.
- Entzündungsfördernde Kost: UPFs und ungünstige Fette heizen die Silent Inflammation an.
- Nährstoffmangel: Ein Mangel an Vitaminen, Mineralien und Antioxidantien behindert die Zellfunktion und Energieproduktion.
- Gestörtes Darmmikrobiom: Ungesunde Ernährung beeinträchtigt die Darmgesundheit, was Entzündungen und Nährstoffaufnahme negativ beeinflusst.

Der Lösungsansatz

- Blutzucker stabilisieren: Verwenden Sie zu jeder Mahlzeit komplexe Kohlenhydrate, Protein und gesunde Fette.
- Entzündungshemmende Ernährung: Essen Sie viel buntes Gemüse/Obst, Omega-3-Fettsäuren, Kurkuma, Ingwer (z. B. erweiterte DASH-Ernährung).
- Darmgesundheit stärken: Fermentierte Lebensmittel und präbiotische Ballaststoffe sind das A und O für einen gesunden Darm.
- Meiden Sie UPFs und kochen Sie selbst.
- Nehmen Sie Nahrung mit ausreichend Mikronährstoffen zu sich.

Ernährung liefert Energie und kann heilen – doch selbst der beste Sprit nützt wenig, wenn der Motor im Standgas läuft. Darum widmen wir uns jetzt dem nächsten Pfeiler Ihrer Vitalität: der Bewegung. Sie formt nicht nur die Figur, sondern wirkt wie ein Turbo-Booster für Körper und Geist.

15
Bewegung –
Ihr Körper will in Gang kommen

Schlaf. Ernährung. Zwei Giganten im Kampf gegen die Müdigkeit, die wir in den letzten Kapiteln ausführlich beleuchtet haben. Doch jetzt kommt ein dritter Pfeiler, der auf den ersten Blick vielleicht ein bisschen verrückt klingt, aber ein absoluter Gamechanger für Ihr Energielevel sein kann: die Bewegung. Sie denken vielleicht: »Müde? Dann ab aufs Sofa! Ausruhen ist angesagt!« Und ja, das ist die intuitive Reaktion. Wer sich schlapp fühlt, will sich hinlegen. Aber genau dieses Paradoxon werden wir in diesem Kapitel entschlüsseln. Denn Bewegung ist nicht nur gut für die Figur und die Muskeln, sondern ein echter Energie-Booster mit tiefgreifenden medizinischen Wirkungen, die weit über die reine Kalorienverbrennung hinausgehen und direkt mit den Ursachen Ihrer chronischen Müdigkeit zusammenhängen.

Bewegung als Energie-Booster – mehr als nur Kalorienverbrauch

Die meisten von uns verbinden Bewegung primär mit Gewichtsabnahme, Muskelaufbau oder Herz-Kreislauf-Gesundheit. Doch die Rolle von Bewegung für unser Energielevel ist weitaus komplexer und faszinierender. Sie ist nicht nur ein Mittel zum Zweck – zum Beispiel um Kalorien zu verbrennen –, sondern ein mächtiger Regulator für unseren gesamten Stoffwechsel und unsere zelluläre Vitalität.

Die Mitochondrien in Schwung bringen

Der Schlüssel liegt in unseren Mitochondrien, den kleinen Kraftwerken in unseren Zellen, über die wir bereits in Kapitel 9 ausführlich gesprochen haben. Erinnern Sie sich? Diese winzigen Energieproduzenten sind die eigentlichen Träger Ihrer Lebensenergie. Ihre Hauptaufgabe ist die sogenannte Zellatmung, bei der Nährstoffe aus unserer Nahrung in Adenosintriphosphat (ATP) umgewandelt werden – die universelle Währung, mit der jede einzelne Zelle ihre Funktionen bezahlt. Ohne ATP geht nichts. Regelmäßige körperliche Aktivität, selbst moderate, sendet ein klares Signal an Ihre Zellen: »Es wird mehr Energie gebraucht! Produziert mehr Mitochondrien und macht die bestehenden effizienter!«

Das bedeutet, Bewegung fördert die Neubildung von Mitochondrien und verbessert gleichzeitig deren Funktion. Mehr und leistungsfähigere Kraftwerke in Ihren Zellen bedeuten mehr ATP, mehr zelluläre Energie und damit spürbar mehr Vitalität. Es ist, als würden Sie nicht nur den Tank füllen, sondern auch den Motor optimieren. Das ist der direkte Weg zu einem höheren Energielevel und ein entscheidender Faktor für unseren gelben Mangeltyp, da die Nährstoffe dann besser in Energie umgewandelt werden können.

Bewegung als Entzündungsbremse

Chronische Entzündungen, unser roter Entzündungstyp aus Kapitel 7, zehren permanent an unseren Energiereserven. Bewegung löscht das schwelende Feuer der Silent Inflammation und setzt wertvolle Energie frei.

Lassen Sie uns diesen entzündungshemmenden Effekt von Bewegung einmal genauer unter die Lupe nehmen, denn hier spielen sich auf molekularer Ebene faszinierende Prozesse ab.

Unsere Muskeln, die wir lange Zeit nur als reine Bewegungsorgane betrachtet haben, entpuppen sich als wahre »Apotheken« des Körpers. Sie setzen während der Kontraktion spezielle Botenstoffe frei, die sogenannten Myokine.

Ein prominentes Beispiel ist Irisin, ein Myokin, das entzündungshemmende Eigenschaften besitzt. Es wirkt systemisch, das heißt, es beeinflusst Entzündungsprozesse im gesamten Körper, nicht nur lokal in den Muskeln. Irisin kann beispielsweise die Bildung von pro-inflammatorischen Zytokinen wie dem Tumornekrosefaktor-α (TNF-α) und Interleukin-6 (IL-6) reduzieren, die wir als Brandbeschleuniger der Silent Inflammation kennengelernt haben. Gleichzeitig fördert Bewegung die Produktion von antiinflammatorischen Zytokinen wie Interleukin-10 (IL-10), das wie ein Feuerlöscher im Körper wirkt.

Doch Irisin ist nur eines von vielen Myokinen. Die Forschung entdeckt immer mehr dieser muskeleigenen Botenstoffe, die eine entscheidende Rolle bei der Kommunikation zwischen Muskeln, Fettgewebe, Leber, Bauchspeicheldrüse und dem Immunsystem spielen. Bewegung reduziert das viszerale Bauchfett, schwächt die »Brandstifter« und fördert metabolisch aktiveres Fett.

Moderate Bewegung kann die Aktivität bestimmter Immunzellen wie beispielsweise Makrophagen, beeinflussen und eine Verschiebung von proinflammatorischen (M1) zu antiinflammatorischen (M2) Makrophagen bewirken. Zudem wird die Funktion von regulatorischen T-Zellen verbessert. Bewegung wirkt hier wie ein »Trainer« für das Immunsystem, der es lehrt, angemessen und nicht übertrieben auf Reize zu reagieren. Dies ist besonders relevant für Menschen mit chronischer Müdigkeit, die oft ein überaktives oder fehlgeleitetes Immunsystem aufweisen.

Der Darm profitiert mit

Und vergessen wir nicht die faszinierende Verbindung zum Darmmikrobiom, unserem »zweiten Gehirn«. Regelmäßige Bewegung kann die Vielfalt und das Gleichgewicht der Darmflora positiv beeinflussen. Studien zeigen, dass körperlich aktive Menschen, insbesondere Sportler, oft eine größere Diversität an Darmbakterien aufweisen als inaktive Personen. Diese erhöhte mikrobielle Vielfalt ist ein Zeichen für ein robustes und gesundes Darmökosystem.

Doch wie genau funktioniert das? Bewegung kann die Darmflora auf verschiedene Weise beeinflussen: Zum einen verbessert sie die Darmmotilität, also die Bewegung des Darms, was die Transitzeit der Nahrung verkürzt und die Zusammensetzung der Bakterien positiv beeinflussen kann. Zum anderen scheint Bewegung die Produktion von kurzkettigen Fettsäuren (SCFAs) wie Butyrat durch bestimmte Darmbakterien zu fördern.

Butyrat ist ein echter Superstar unter den Stoffwechselprodukten der Darmbakterien: Es dient als wichtige Energiequelle für unsere Darmzellen, stärkt die Darmbarriere und hat starke entzündungshemmende Eigenschaften. Ein erhöhter Butyratspiegel bedeutet also eine stärkere Darmwand und weniger »Leaky Gut«, was wiederum die Freisetzung von entzündungsfördernden Substanzen aus dem Darm in den Blutkreislauf reduziert. Weniger »Leaky Gut« bedeutet weniger systemische Entzündung – ein weiterer, indirekter, aber mächtiger entzündungshemmender Effekt der Bewegung.

Stressausgleich und Stimmungsaufheller

Und dann ist da noch der Stress. Unser grüner Müdigkeitstyp leidet unter einem überaktiven Stresssystem, der HPA-Achse, die wir in Kapitel 4 besprochen haben. Bewegung ist ein natürliches Ventil für Stress und hilft, die Stresshormone wie Cortisol abzubauen und das Nervensystem wieder in Balance zu bringen. Nach einem Spaziergang oder einer Sporteinheit fühlen wir uns oft entspannter und klarer im Kopf. Das liegt daran, dass Bewegung die Produktion von Endorphinen (»Glückshormonen«) anregt und gleichzeitig die Überaktivität des sympathischen Nervensystems dämpft. Sie wirkt wie ein natürliches Antidepressivum und ein Stimmungsaufheller, der uns hilft, die mentale Erschöpfung zu überwinden und wieder mehr Antrieb zu finden.

Mehr Energie durch bessere Zuckeraufnahme

Bewegung verbessert zudem die Insulinsensitivität der Zellen, ein Thema, das wir in Kapitel 6 als »Zuckersaboteur« kennengelernt haben und das unseren blauen Hormontyp betrifft. Muskeln sind die größten Zuckerverbraucher im Körper. Wenn Sie sich bewegen, nehmen Ihre Muskelzellen Glukose aus dem Blut auf, auch ohne viel Insulin. Das entlastet die Bauchspeicheldrüse, senkt den Insulinspiegel und verbessert die Reaktion Ihrer Zellen auf Insulin.

Weniger Insulinresistenz bedeutet eine stabilere Blutzuckerregulation, weniger Heißhungerattacken und eine gleichmäßigere Energieversorgung über den Tag hinweg. Es ist, als würde der Lotse Insulin seine Arbeit wieder effizienter verrichten können, weil die Anlegestellen an den Zellen frei sind. Diese verbesserte Insulinsensitivität ist nicht nur für die Prävention von Diabetes wichtig, sondern auch direkt für Ihr Energielevel, da die Zellen wieder optimal mit Treibstoff versorgt werden.

Kurzum: Bewegung ist ein Multitalent im Kampf gegen die Müdigkeit. Sie optimiert die Energieproduktion in den Zellen, dämpft Entzündungen, reguliert den Stress und verbessert den Zuckerstoffwechsel. Wichtig ist, den Körper regelmäßig in Bewegung zu bringen und seine natürlichen Energie-Booster zu aktivieren.

Die richtige Dosis – wie Sie Überlastung vermeiden und dennoch profitieren

»Viel hilft viel«, denken viele, wenn es um Bewegung geht. Doch das ist ein Trugschluss, gerade wenn man unter chronischer Müdigkeit leidet. Die richtige Dosis ist entscheidend, denn Übertraining kann das System zusätzlich belasten und die Müdigkeit sogar verschlimmern. Erinnern Sie sich an meinen Marathon-Kollaps mit Metformin? Das war ein klassisches Beispiel für eine Überlastung, bei der der Körper in den Notbetrieb schaltet. Gerade für Menschen mit chronischer Müdigkeit ist es essenziell, behutsam vorzugehen und auf die Signale des Körpers zu hören. Die »richtige Dosis« bedeutet, dass Bewegung an Ihr aktuelles Energielevel angepasst sein muss. Es geht nicht darum, sich zu verausgaben, sondern den Körper sanft anzuregen und seine Selbstheilungskräfte zu aktivieren. Für viele Menschen mit chronischer Müdigkeit kann das bedeuten, mit sehr kurzen Einheiten zu beginnen und die Intensität und Dauer nur langsam zu steigern. Das Prinzip lautet: »Lieber regelmäßig wenig als selten viel«.

Einige wichtige Punkte zur richtigen Dosis:

Hören Sie auf Ihren Körper. Das ist der wichtigste Tipp überhaupt. Fühlen Sie sich nach dem Sport erschöpfter als vorher? Dann war es zu viel. Spüren Sie eine leichte Belebung? Dann war es genau richtig. Lernen Sie, die subtilen Signale Ihres Körpers zu interpretieren. Der Körper sendet Ihnen klare Botschaften, wenn er überfordert ist – sei es durch Muskelschmerzen, erhöhte Reizbarkeit oder eine Zunahme der Müdigkeit. Diese Signale zu ignorieren, wäre kontraproduktiv.

Beginnen Sie langsam und steigern Sie behutsam. Wenn Sie lange Zeit inaktiv waren, beginnen Sie mit kurzen Spaziergängen von 10–15 Minuten täglich. Steigern Sie die Dauer und Intensität nur, wenn Sie sich dabei gut fühlen und keine zusätzliche Erschöpfung verspüren. Ein zu schneller Start kann das System überfordern und zu Rückschlägen führen. Lieber kontinuierlich kleine Fortschritte machen, als sich zu überfordern und dann ganz aufzugeben.

Fokus auf moderate Intensität. Für die meisten Menschen mit chronischer Müdigkeit ist moderate Intensität am besten. Das bedeutet, Sie können sich noch unterhalten, aber nicht mehr singen. Ein zügiger Spaziergang, leichtes Radfahren, Schwimmen oder sanftes Yoga sind ideal. Diese Aktivitäten regen den Stoffwechsel an, fördern die Durchblutung und stärken die Mitochondrien, ohne den Körper in einen Stresszustand zu versetzen. Hochintensives Training (HIIT) oder Marathon-Vorbereitung sind am Anfang oft kontraproduktiv, da sie den Körper in einen akuten Stresszustand versetzen, der bei chronischer Erschöpfung schwer zu kompensieren ist.

Integrieren Sie Bewegung in den Alltag. Es muss nicht immer ein geplantes Work-out sein. Nehmen Sie die Treppe statt des Aufzugs, gehen Sie zu Fuß zum Bäcker, machen Sie eine kurze Bewegungspause im Büro. Jede Bewegung zählt! Kleine, regelmäßige Bewegungsreize summieren sich über den Tag und haben einen größeren Effekt, als man denkt. Parken Sie Ihr Auto bewusst etwas weiter entfernt oder steigen Sie eine Haltestelle früher aus dem Bus. Diese kleinen »Extrameilen« machen einen Unterschied.

Regeneration ist Teil des Trainings. Genauso wichtig wie die Bewegung selbst sind ausreichende Ruhephasen. Planen Sie bewusste Regenerationstage ein, an denen Sie Ihrem Körper Zeit zur Erholung geben. Hier schließt sich der Kreis zum Schlaf und zum Stressmanagement. Ein übertrainierter Körper ist ein erschöpfter Körper. Achten Sie auf ausreichend Schlaf, gönnen Sie sich Entspannung und hören Sie auf die Signale Ihres Körpers, die Ihnen sagen, wann es Zeit für eine Pause ist. Auch aktive Erholung, wie sanftes Dehnen oder ein kurzer Spaziergang, kann an Regenerationstagen sinnvoll sein.

Die richtige Dosis an Bewegung ist wie ein maßgeschneidertes Medikament – sie muss individuell angepasst werden, um maximale Wirkung zu erzielen und Nebenwirkungen zu vermeiden. Es gibt keinen »One-size-fits-all«-Ansatz, wenn es um Bewegung und chronische Müdigkeit geht.

Alltags-Micro-Preps – spielend leicht zur Vitalität

Sie denken jetzt vielleicht: »Das klingt ja alles gut und schön, aber ich bin doch schon so müde! Wie soll ich da noch Sport machen?« Keine Sorge, es geht nicht darum, sofort zum Leistungssportler zu mutieren. Es geht um kleine, spielerische Schritte, die Sie mühelos in Ihren Alltag integrieren können – Ihre persönlichen Bewegungs-Micro-Preps. Erinnern Sie sich an meine Micro-Preps aus der Einleitung? Das sind die kleinen Häppchen, die auf Dauer eine große Wirkung haben.

Hier sind einige Ideen, wie Sie mehr Bewegung in Ihren Tag bringen können, ohne sich zu überfordern:

Der 10-Minuten-Spaziergang: Nehmen Sie sich jeden Tag vor, mindestens 10 Minuten zügig spazieren zu gehen. Das kann in der Mittagspause sein, nach dem Abendessen oder einfach zwischendurch. Die frische Luft und das Tageslicht sind ein zusätzlicher Bonus für Ihre innere Uhr.

Treppen statt Aufzug: Ein Klassiker, der immer funktioniert. Jede Treppenstufe zählt und bringt Ihren Kreislauf in Schwung.

Bewegungspausen am Schreibtisch: Wenn Sie viel sitzen, stehen Sie alle 30–60 Minuten auf, dehnen Sie sich, machen Sie ein paar Kniebeugen oder gehen Sie kurz umher. Es gibt zahlreiche Apps und Online-Videos für kurze Bürogymnastik.

Aktive Telefonate: Wenn Sie telefonieren, stehen Sie auf und gehen Sie dabei umher. Das ist nicht nur gut für die Bewegung, sondern hilft auch, Gedanken zu sortieren.

Spielen Sie mit Ihren Kindern oder Haustieren: Das ist Bewegung, die Spaß macht und sich nicht wie »Arbeit« anfühlt. Ein Ballspiel im Garten oder ein ausgelassener Spaziergang mit dem Hund sind oft effektiver als ein geplantes Work-out.

Tanzen Sie zu Ihrer Lieblingsmusik: Starten Sie Ihren Lieblingssong und tanzen Sie einfach los! Egal, ob im Wohnzimmer oder in der Küche – es ist eine wunderbare Möglichkeit, den Körper zu bewegen, Endorphine freizusetzen und die Stimmung zu heben.

Gartenarbeit oder Hausarbeit: Diese Tätigkeiten können überraschend viel Bewegung beinhalten. Rasen mähen, Unkraut jäten, staubsaugen – all das sind Gelegenheiten, den Körper in Schwung zu bringen.

Fahrrad statt Auto: Wenn es die Distanz erlaubt, lassen Sie das Auto stehen und nehmen Sie das Fahrrad. Das ist gut für die Umwelt und für Ihre Energie.

Parken Sie weiter weg: Parken Sie Ihr Auto bewusst ein paar Straßen weiter oder steigen Sie eine Haltestelle früher aus dem Bus. Jeder zusätzliche Schritt zählt!

Es geht darum, Bewegung als festen Bestandteil Ihres Alltags zu etablieren, nicht als lästige Pflicht. Finden Sie Aktivitäten, die Ihnen Freude bereiten und die Sie mühelos in Ihren Tag integrieren können. Kleine Schritte, regelmäßig gegangen, führen zu großen Veränderungen im Energielevel. Bewegung ist die ultimative Investition in Ihre Vitalität, die sich jeden Tag auszahlt.

Wichtige Erkenntnisse auf einen Blick

Das Problem im Fokus

- Müdigkeit kann trotz oder wegen mangelnder Bewegung entstehen.
- Bewegung wird oft als reiner Kalorienverbrauch missverstanden, ist aber ein zentraler Energie-Booster.

Die Ursachen im Überblick

- Mitochondriale Dysfunktion: Bewegungsmangel führt zu ineffizienten oder zu wenigen Mitochondrien (Zellkraftwerke).
- Entzündungsprozesse: Mangelnde Bewegung fördert chronische Entzündungen (Silent Inflammation).

- Stress-Dysregulation: Bewegung ist ein natürliches Ventil für Stress; ohne sie stagniert das Stresssystem.
- Insulinresistenz: Inaktive Muskeln nutzen weniger Zucker, was die Insulinsensitivität verschlechtert.
- Darmmikrobiom: Bewegungsmangel kann die Vielfalt und Funktion der Darmflora negativ beeinflussen.

Der Lösungsansatz

- Bewegung sollte gezielt als Energie-Booster genutzt werden, da sie die Mitochondrien-Biogenese fördert, Entzündungen dämpft, Stress reguliert, die Insulinsensitivität verbessert und das Darmmikrobiom stärkt.
- Die »richtige Dosis« sollte gefunden werden: moderate Intensität, langsames Steigern, Regeneration einplanen, Überlastung vermeiden.
- Bewegung kann leicht in den Alltag integriert werden (»Micro-Preps«), etwa durch kurze Spaziergänge, Treppensteigen, Bewegungspausen oder spielerische Aktivitäten.
- Ein kurzer Spaziergang nach den Mahlzeiten wirkt als effektiver »After-Meal-Burner«.

Bewegung ist ein echter Energie-Booster – doch selbst der fitteste Körper kommt ins Straucheln, wenn Stress im Hintergrund die Fäden zieht. Dieser unsichtbare Gegenspieler wird oft unterschätzt, entscheidet aber maßgeblich über Ihre Vitalität. Deshalb ist es an der Zeit, das Stressmanagement in den Mittelpunkt zu rücken.

16
Stressmanagement –
die Bremse für Energieräuber

Schlaf, Ernährung und Bewegung sind zentrale Säulen im Kampf gegen die Müdigkeit, die wir in den letzten Kapiteln ausführlich beleuchtet haben und die entscheidend für Ihre Vitalität sind. Doch jetzt kommt der Vierte im Bunde, der oft als rein psychologisches Problem missverstanden und abgetan wird, aber in Wahrheit eine der mächtigsten und heimtückischsten Bremsen für Ihr Energielevel ist: der Stress.

Sie denken vielleicht: »Stress? Den habe ich doch ständig! Das ist doch normal in der heutigen Zeit, gehört einfach dazu und macht mich nicht wirklich müde, sondern eher nervös und angespannt.« Und ja, ein gewisses Maß an Stress, der sogenannte Eustress, gehört tatsächlich zum Leben dazu und kann uns motivieren und unsere Sinne schärfen. Er ist der Funke, der uns morgens aus dem Bett holt und durch den Tag treibt. Doch chronischer Stress ist kein flüchtiges Gefühl, das sich einfach wegatmen lässt, sondern ein biochemischer Prozess, der unseren Hormonhaushalt beeinflusst und unsere Energie systematisch raubt. Das ist keine Einbildung, sondern harte biologische Realität.

Für unseren grünen Erschöpfungstyp, der sich durch ein Gefühl der Überforderung und ständigen Anspannung auszeichnet, ist dieses Kapitel Gold wert, denn hier liegt der Kern der Problematik. Doch wie wir sehen werden, beeinflusst chronischer Stress alle Müdigkeitstypen: vom blauen Hormontyp, dessen fein abgestimmte Botenstoffe aus dem Gleichgewicht geraten, bis zum roten Entzündungstyp, dessen stilles Feuer durch Stress weiter angefacht wird, und sogar auf den gelben Mangeltyp, dessen Nährstoffreserven unter Stress schneller schwinden.

Es ist an der Zeit, diesem Energieräuber auf die Schliche zu kommen.

Stress verstehen – biochemische Auswirkungen und wie wir gegensteuern

Stress wird oft als diffuses Gefühl der Überforderung oder Anspannung wahrgenommen. Doch für den Körper ist es ein klares Signal: eine Bedrohung, auf die er mit einem komplexen Notfallprogramm reagiert. Das ist unser evolutionäres Erbe: Akute Gefahr aktiviert die HPA-Achse (Hypothalamus-Hypophysen-Nebennierenrinden-Achse), die wir bereits in Kapitel 4 ausführlich besprochen haben, die Stresshormone wie Cortisol und Adrenalin ausschüttet.

Adrenalin macht uns blitzschnell reaktionsfähig: Herzschlag und Blutdruck steigen, die Muskeln werden mit Energie versorgt, die Sinne schärfen sich. Cortisol mobilisiert zusätzlich Energiereserven, dämpft kurzfristig Entzündungen und schaltet »unwichtige« Funktionen wie Verdauung oder Immunabwehr herunter, um alle Ressourcen auf das Überleben im Hier und Jetzt zu konzentrieren. Wenn die akute Gefahr vorüber ist, fährt das System normalerweise wieder in den Normalmodus, die Hormone sinken, und der Körper erholt sich.

Doch in unserer modernen Welt sind die Stressoren selten physisch. Stattdessen sind es der übervolle Terminkalender, der Leistungsdruck im Job, finanzielle Sorgen, die ständige Erreichbarkeit durch digitale Medien oder auch chronische Konflikte, die unseren Körper in einen Daueralarmzustand versetzen. Die HPA-Achse erhält ständig das Signal »Gefahr!«, wodurch permanent Stresshormone ausschüttet werden. Dieses dauernde »Auf-dem-Gas-Stehen« überlastet das System und schwächt die Energie. Doch die gute Nachricht ist, dass es für jede dieser Folgen konkrete Strategien gibt, die wir gezielt einsetzen können:

Erschöpfung der Nebennieren und Cortisol-Dysregulation

Wenn die Nebennieren über lange Zeit hinweg Cortisol produzieren müssen, können sie erschöpfen. Es handelt sich weniger um einen kompletten »Burn-out« der Nebennieren, sondern um eine Dysregulation des Cortisolspiegels. Der morgendliche Cortisol-Peak, der uns normalerweise mit Energie versorgt, kann abflachen oder ganz fehlen. Stattdessen kann der Cortisolspiegel am Abend erhöht sein, was das Einschlafen erschwert und den Schlaf oberflächlich macht. Dieses verschobene Cortisolprofil ist ein Hauptgrund für die bleierne Müdigkeit, die unseren grünen Erschöpfungstyp so quält, und beeinflusst direkt unseren Schlaf-wach-Rhythmus.

Gegenstrategien

- **Stressoren reduzieren und Ruhephasen einplanen:** Atemübungen wie die 4-7-8-Atmung (siehe Tippkasten in Kapitel 13) sind hier Gold wert, denn sie aktivieren das parasympathische Nervensystem und dämpfen die Cortisolproduktion.
- **Meditation und Achtsamkeitsübungen:** Diese Techniken senken den Cortisolspiegel nachweislich und erhöhen die Stressresistenz.
- **Konsequentes Schlafmanagement:** Wie Sie in Kapitel 13 lesen, ist erholsamer Schlaf die beste Regeneration für die HPA-Achse.
- **Grenzen setzen:** Jedes »Nein« zu einer Überforderung ist ein »Ja« zur Erholung Ihrer Nebennieren.

Chronische Entzündungen

Obwohl Cortisol kurzfristig entzündungshemmend wirkt, kann chronisch erhöhter Stress paradoxerweise Entzündungsprozesse im Körper anfachen. Der Körper wird resistent gegenüber den entzündungshemmenden Effekten des Cortisols. Dies befeuert die Silent Inflammation, das heimliche Feuer, das unsere Zellen auszehrt und maßgeblich zu unserem roten Entzündungstyp beiträgt. Entzündungen rauben Energie auf zellulärer Ebene und verstärken das Gefühl der Erschöpfung.

Gegenstrategien

- **Stressreduktion durch Entspannungstechniken** dämpfen direkt stressbedingte Entzündungsreaktionen.
- **Entzündungshemmende Ernährung:** Reich an Antioxidantien und Omega-3-Fettsäuren – diese Nährstoffe löschen das innere Feuer.
- **Regelmäßige, moderate Bewegung** setzt entzündungshemmende Myokine frei und reduziert entzündungsförderndes Bauchfett.
- **Darmmikrobiom stärken:** Ein gesunder Darm reguliert die Immunantwort und hält systemische Entzündungen im Zaum.

Mitochondriale Dysfunktion

Chronischer Stress ist ein direkter Feind unserer Mitochondrien (Kapitel 9). Dauerhaft hohe Cortisolspiegel können die Mitochondrien schädigen, ihre Effizienz reduzieren und die Produktion von ATP – unserer Energiewährung – drosseln. Zudem fördert Stress die Bildung von freien Radikalen und oxidativem Stress, der die Mitochondrien weiter angreift. Ein stotternder Mitochondrien-Motor führt direkt zu einem globalen Energiemangel und ist ein zentraler Aspekt unseres gelben Mangeltyps.

Gegenstrategien

- **Stress senken,** um Cortisol zu reduzieren: Nur so können sich die Mitochondrien erholen und wieder effizient arbeiten.
- **Nährstoffdichte Ernährung** liefert essenzielle Mikronährstoffe wie B-Vitamine, Magnesium, Zink und Coenzym Q_{10} (siehe Kapitel 11).
- **Moderate Bewegung** fördert die Neubildung und Effizienz der Mitochondrien.
- **Antioxidantien nutzen:** Aus Nahrung oder Supplementen – sie reduzieren oxidativen Stress und schützen die Mitochondrien.

Ungleichgewicht im Zuckerstoffwechsel

Stresshormone wie Cortisol lassen den Blutzuckerspiegel ansteigen, um schnelle Energie bereitzustellen. Chronischer Stress kann daher zu einer ständigen Belastung für die Bauchspeicheldrüse führen und die Insulinresistenz fördern (ausführlich behandelt in Kapitel 6). Ein gestörter Zuckerstoffwechsel bedeutet eine ineffiziente Energieversorgung der Zellen und trägt maßgeblich zu Heißhungerattacken und Energieabstürzen bei, was unseren blauen Hormontyp beeinflusst.

Gegenstrategien

- **Blutzuckerspiegel stabilisieren durch Ernährung:** Komplexe Kohlenhydrate, ausreichend Protein und gesunde Fette verhindern Blutzuckerspitzen.
- **Stress reduzieren:** Weniger Cortisol bedeutet weniger Belastung für den Zuckerstoffwechsel und eine verbesserte Insulinsensitivität.
- **Regelmäßige Bewegung:** Erhöht die Glukoseaufnahme in die Muskeln und verbessert die Insulinsensitivität.

Beeinträchtigung des Nervensystems und der Neurotransmitter

Chronischer Stress hält das sympathische Nervensystem (den »Gasfuß«) dauerhaft aktiv und verhindert das Herunterfahren durch das parasympathische Nervensystem (die »Bremse«). Dies führt zu innerer Unruhe, Reizbarkeit, Konzentrationsschwierigkeiten und Schlafstörungen. Zudem kann Stress die Produktion und Balance wichtiger Neurotransmitter wie Serotonin und Dopamin beeinflussen, die für Stimmung, Motivation und Antrieb entscheidend sind. Ein Mangel oder Ungleichgewicht dieser Botenstoffe äußert sich direkt in mentaler Erschöpfung und Brain Fog.

Gegenstrategien

- **Gezielte Entspannungstechniken:** Atemübungen, progressive Muskelentspannung, Meditation und Achtsamkeitsübungen aktivieren den Vagusnerv und fördern die parasympathische Aktivität.
- **Ausreichend Schlaf:** Schlaf ist zentral für die Erholung des Nervensystems und die Balance der Neurotransmitter.
- **Nährstoffreiche Ernährung** liefert die Bausteine für Neurotransmitter (z. B. Tryptophan für Serotonin, Tyrosin für Dopamin, B-Vitamine als Co-Faktoren).
- **Soziale Kontakte und Hobbys pflegen:** Das regt die Produktion von »Wohlfühlhormonen« an und kann die mentale Erschöpfung lindern.

Kurzum: Stress ist nicht nur ein Gefühl. Er ist ein biochemischer Prozess, der Ihren Körper systematisch auslaugt und Ihre Energie auf vielfältige Weise sabotiert. Das Verständnis dieser Zusammenhänge ist der erste Schritt, um die Bremse zu lösen und Ihre Vitalität zurückzugewinnen.

Die Kraft der Achtsamkeit – Entspannung schenkt Energie

Die gute Nachricht ist also: Wir sind dem Stress nicht hilflos ausgeliefert. Auch wenn wir die äußeren Stressoren oft nicht vollständig eliminieren können, so können wir doch lernen, wie unser Körper darauf reagiert, und diese Reaktion gezielt beeinflussen. Hier kommen Achtsamkeit und Entspannung ins Spiel – keine esoterischen Praktiken, sondern wissenschaftlich fundierte Techniken, die nachweislich die biochemischen Stressreaktionen dämpfen und unser Energielevel steigern können. Es geht darum, dem Körper bewusst Signale zur Entspannung zu geben und so die »Bremse für den Energieräuber« zu aktivieren.

Die physiologische Wirkung von Entspannung: Das Geheimnis liegt im parasympathischen Nervensystem, unserem »Ruhe-und-Verdauungs-System«, dessen Hauptakteur der Vagusnerv ist. Wenn wir entspannt sind, wird der Vagusnerv stimuliert, was zur Verlangsamung des Herzschlags, zur Senkung des Blutdrucks, zu einer verbesserten Verdauung und zur Dämpfung der Stresshormone führt. Damit setzt der Körper das Gegengewicht zur Stressreaktion und kann sich regenerieren und Energie tanken. Entspannung ist also keine Zeitverschwendung, sondern eine biologische Notwendigkeit für Ihre Vitalität.

Praktische Micro-Preps für Gelassenheit und innere Balance

Atemübungen

Die Atmung ist das einfachste und direkteste Werkzeug, um das Nervensystem zu beeinflussen. Langsames, tiefes Bauchatmen regt den Vagusnerv an und signalisiert dem Körper Entspannung. Versuchen Sie die 4–7–8-Atmung: Atmen Sie 4 Sekunden durch die Nase ein, halten Sie den Atem 7 Sekunden lang an und atmen Sie dann 8 Sekunden lang langsam durch den Mund aus. Wiederholen Sie dies 3- bis 5-mal. Diese Übung kann innerhalb weniger Minuten beruhigend wirken und Ihnen beim Einschlafen helfen (siehe auch Kapitel 13).

Progressive Muskelentspannung (PMR)

Bei dieser Technik spannen Sie nacheinander verschiedene Muskelgruppen im Körper für einige Sekunden an und lassen sie dann bewusst wieder locker. Der Kontrast zwischen Anspannung und Entspannung hilft dem Körper, Stressreaktionen abzubauen. Es ist eine wunderbare Methode, um versteckte Anspannung zu lösen, die oft unbewusst durch Stress entsteht.

Meditation und Achtsamkeitsübungen

Hier geht es darum, den Geist zu beruhigen und im Hier und Jetzt anzukommen. Schon 5–10 Minuten tägliche Achtsamkeitsmeditation können nachweislich den Cortisolspiegel senken, die Gehirnaktivität positiv beeinflussen und die Resilienz gegenüber Belastungen erhöhen. Es gibt zahlreiche Apps und Online-Anleitungen, die Ihnen den Einstieg erleichtern. Es geht nicht darum, den Kopf leer zu bekommen, sondern Gedanken und Gefühle bewusst wahrzunehmen, ohne sie zu bewerten.

Zeit in der Natur verbringen (Waldbaden)

Die Natur ist ein natürlicher Stresskiller. Ein Spaziergang im Wald, das bewusste Wahrnehmen der Umgebung, das Atmen frischer Luft – all das aktiviert das parasympathische Nervensystem und reduziert Stresshormone. Studien zeigen, dass bereits 20 Minuten in der Natur den Cortisolspiegel senken können. Es ist Ihr persönliches Waldbad für die Seele und den Körper.

Hobbys und kreative Tätigkeiten
Finden Sie Aktivitäten, die Ihnen Freude bereiten und bei denen Sie völlig im Moment aufgehen können. Ob Malen, Musizieren, Handwerken oder Kochen – kreative Tätigkeiten wirken wie eine Art Meditation und helfen, den Geist zu entlasten und Stress abzubauen.

Soziale Kontakte pflegen
Der Mensch ist ein soziales Wesen. Zeit mit Freunden und Familie zu verbringen, zu lachen und sich auszutauschen, setzt Oxytocin frei, ein Hormon, das Stress reduziert und das Gefühl von Verbundenheit fördert. Einsamkeit hingegen kann Stress und Entzündungen verstärken.

Dankbarkeitstagebuch
Eine einfache, aber wirkungsvolle Methode, um den Fokus auf positive Aspekte des Lebens zu lenken. Schreiben Sie jeden Abend drei Dinge auf, für die Sie dankbar sind. Das trainiert Ihr Gehirn, positive Emotionen zu stärken und den Spannungspegel zu senken.

Es geht nicht darum, alle diese Techniken gleichzeitig zu beherrschen, sondern darum, die für Sie passenden zu finden und regelmäßig in Ihren Alltag zu integrieren. Kleine, konsequente Schritte können hier eine enorme Wirkung entfalten und Ihnen helfen, die Bremse gegen den Energieräuber Stress zu lösen.

Möchten Sie einen ganz besonderen Weg zur Entspannung entdecken?

Kleine, konsequente Schritte können eine enorme Wirkung haben und Ihnen helfen, die Bremse gegen den Energieräuber Stress zu lösen. Manchmal braucht es dafür auch unkonventionelle Wege.

Besuchen Sie dazu unsere Plattform:
www.muede-trotz-schlaf.de
Schnell-Code: bodyscan

Dort erwartet Sie ein experimentelles Video mit einer geführten Bodyscan-Meditation, die mithilfe künstlicher Intelligenz erstellt wurde. Ich weiß, dass diese Art von Inhalt noch ungewohnt sein mag und der Klang vielleicht nicht perfekt ist. Doch wir möchten Ihnen damit einen Einblick in die Möglichkeiten neuer Medien geben und Sie gleichzeitig dazu einladen, diese Form der Entspannung auszuprobieren. Vielleicht finden Sie in dieser etwas anderen Anleitung den Impuls, selbst die Grundlagen einer Achtsamkeitsmeditation kennenzulernen und für Ihre innere Ruhe zu nutzen. Lassen Sie sich auf dieses kleine Experiment ein – Ihr Nervensystem wird es Ihnen danken. Und: Sie müssen das Video nicht sehen – es reicht, einfach der Stimme zu folgen.

Die Bedeutung von Grenzen – wie Sie sich vor Überforderung schützen

So wichtig Achtsamkeit und Entspannung auch sind, sie sind nur die halbe Miete. Denn was nützt die beste Entspannungstechnik, wenn der Stressor immer wieder gnadenlos zuschlägt? Hier kommt ein oft unterschätzter, aber absolut entscheidender Faktor ins Spiel: die Fähigkeit, Grenzen zu setzen. In unserer

24/7-Gesellschaft, in der die Erwartungen an uns ständig steigen, ist das zu lernen oft eine der größten Herausforderungen – und gleichzeitig eine der effektivsten Strategien, um sich vor chronischer Überforderung und damit vor chronischer Müdigkeit zu schützen.

Grenzen setzen bedeutet, bewusst Nein zu sagen – zu zusätzlichen Aufgaben im Job, zu Verpflichtungen, die Sie überfordern, zu digitalen Reizen, die Sie überfluten. Es bedeutet, Ihre eigenen Bedürfnisse ernst zu nehmen und Ihre Ressourcen zu schützen. Das ist keine Schwäche, sondern ein Zeichen von Stärke und Selbstfürsorge.

Ein besonders wirkungsvoller Ansatz, um das Setzen von Grenzen zu trainieren, ist das sogenannte »Jahr des Nein«. Dieser Begriff mag auf den ersten Blick provokant klingen und widerspricht vielleicht dem, was uns viele Motivationstrainer oder Business-Gurus früher gepredigt haben: »Sag immer Ja zu neuen Möglichkeiten! Sei offen für alles! Ergreife jede Chance!« Doch genau diese Jasager-Mentalität kann in unserer überfordernden Welt zum Bumerang werden und uns in die chronische Erschöpfung treiben.

»Das Jahr des Nein« ist eine bewusste Strategie, die darauf abzielt, für einen festgelegten Zeitraum (z. B. ein Jahr) konsequent Nein zu allem zu sagen, was nicht unbedingt notwendig ist, Sie überfordert oder Ihnen Energie raubt. Es geht nicht darum, zum Misanthropen zu werden, sondern darum, Ihre Prioritäten neu zu ordnen und Ihre begrenzte Energie gezielt einzusetzen. Das kann bedeuten, Einladungen aus Pflichtgefühl abzulehnen, Projekte bewusst nicht anzunehmen oder die digitale Präsenz zu reduzieren.

Dieser Ansatz ist eine perfekte Methode der Abgrenzung, denn er zwingt Sie, Ihre eigenen Bedürfnisse in den Vordergrund zu stellen. Es ist ein Akt der Selbstachtung, der Ihnen hilft, die Kontrolle über Ihre Zeit und Energie zurückzugewinnen. Die anfängliche Angst, andere zu enttäuschen oder Chancen zu verpassen, weicht oft schnell dem Gefühl von Freiheit und einem spürbar höheren Energielevel. Sie werden feststellen, dass die Welt nicht untergeht, wenn Sie Nein sagen, und dass Sie durch bewusste Abgrenzung sogar zufriedener und effektiver werden.

Tipps zum effektiven Setzen und Einhalten

Digitale Entgiftung (Digital Detox)

Legen Sie bewusst Zeiten fest, in denen Sie offline sind. Schalten Sie das Smartphone ab, lassen Sie den Laptop zugeklappt. Gerade am Abend und vor dem Schlafengehen ist dies entscheidend, um die Reizüberflutung zu reduzieren und dem Gehirn die nötige Ruhe zu schenken.

Lernen Sie, »Nein« zu sagen

Es ist oft schwer, Bitten abzulehnen, besonders wenn man hilfsbereit ist. Doch jedes Ja zu einer zusätzlichen Verpflichtung kann ein Nein zu Ihrer eigenen Energie und Regeneration bedeuten. Üben Sie, freundlich, aber bestimmt Nein zu sagen, wenn Sie spüren, dass eine Aufgabe Sie überfordern würde.

Prioritäten setzen

Nicht alles, was dringend erscheint, ist auch wichtig. Lernen Sie, Ihre Aufgaben zu priorisieren und sich auf das Wesentliche zu konzentrieren. Das hilft, das Gefühl der Überforderung zu verringern.

Delegieren lernen

Sie müssen nicht alles alleine machen. Ob im Job oder im Privatleben – lernen Sie, Aufgaben abzugeben und Vertrauen in andere zu setzen.

Pausen einplanen

Pausen sind keine verlorene Zeit, sondern essenziell für Ihre Leistungsfähigkeit und Regeneration. Planen Sie bewusste Pausen in Ihren Alltag ein, in denen Sie wirklich abschalten und neue Energie tanken können.

Perfektionismus ablegen

Der Drang, in allen Bereichen perfekt sein zu wollen, ist ein enormer Stressor. Akzeptieren Sie, dass »gut genug« oft ausreichend ist und dass Perfektionismus ein Energievampir sein kann.

Die Bedeutung von Grenzen geht weit über bloßes Zeitmanagement hinaus. Es geht darum, Ihre persönliche Energie zu schützen und zu bewahren. Wer ständig über seine Grenzen geht, riskiert nicht nur chronische Müdigkeit, sondern auch Burnout und andere stressbedingte Erkrankungen. Das Setzen von Grenzen ist eine Form der Selbstachtung und ein aktiver Beitrag zu Ihrer langfristigen Gesundheit und Vitalität. So entziehen Sie dem Energieräuber Stress die Kontrolle und geben Ihrem Körper die nötige Ruhe und Erholung.

Wichtige Erkenntnisse auf einen Blick

Das Problem im Fokus

- Chronischer Stress ist ein mächtiger Energieräuber, der sich tief in die Biochemie des Körpers einnistet und zu anhaltender Müdigkeit führt.
- Er wird oft als rein psychologisches Problem missverstanden.

Die Ursachen im Überblick

- Biochemische Prozesse: Chronischer Stress aktiviert permanent die HPA-Achse, was zu Dysregulationen des Cortisolspiegels führt.
- Die Folgen sind Erschöpfung der Nebennieren, Anfachen chronischer

Entzündungen (Silent Inflammation), Schädigung der Mitochondrien, Störung des Zuckerstoffwechsels (Insulinresistenz), Beeinträchtigung des Nervensystems und der Neurotransmitter.
- Teufelskreis: Schlaf, Ernährung und Bewegung werden ebenfalls negativ beeinflusst.

Der Lösungsansatz

- Der erste Schritt besteht darin, Stress zu verstehen und bewusst darauf zu reagieren.
- Achtsamkeit und Entspannungstechniken wie Atemübungen, progressive Muskelentspannung, Meditation und Waldbaden helfen, das Nervensystem zu beruhigen.
- Setzen Sie gesunde Grenzen – etwa durch das Erlernen des Nein-Sagens (»Jahr des Nein«), digitale Entgiftung, das Setzen von Prioritäten.
- Pflegen Sie soziale Kontakte und gehen Sie Ihren Hobbys nach.
- Durch gezielte Maßnahmen zur Entlastung des Stresssystems kann schließlich Energie zurückgewonnen werden.

Stress kann Ihre Energiereserven plündern: Die Nebennieren sind überlastet, Entzündungen lodern, die Mitochondrien geraten ins Stottern – ein wahrer Energiefresser-Marathon! Im nächsten Kapitel schauen wir uns die Mikronährstoffe an – die kleinen, aber unverzichtbaren Helfer, die Ihren Zellen wieder Schwung geben, Engpässe stopfen und Ihr persönliches Kraftwerk wieder auf Touren bringen.

17
Mikronährstofftherapie –
gezielte Unterstützung für Ihre Zellen

Viele Menschen denken, dass sie mit einer Handvoll Pillen und Kapseln ihre Energieprobleme im Handumdrehen lösen können. Und ja, es stimmt: Eine optimale Versorgung mit Mikronährstoffen ist entscheidend für Ihr Energielevel. Dies betrifft besonders unseren gelben Mangeltyp. Die Welt der Nahrungsergänzungsmittel ist ein Dschungel, in dem seriöse Wissenschaft und fragwürdige Versprechen oft dicht beieinanderliegen. Die Industrie ist mächtig, und ihre Werbeaussagen sind nicht immer das Papier wert, auf dem sie gedruckt sind. Deshalb ist es in diesem Kapitel besonders wichtig, dass wir streng wissenschaftlich bleiben, Fakten klar benennen und Ihnen einen Kompass an die Hand geben, der Sie sicher durch dieses Terrain navigiert – humorvoll, aber ohne esoterischen Hokuspokus.

Die Kraft der kleinen Helfer – warum gezielte Supplementierung sinnvoll sein kann

Erinnern Sie sich an den Abschnitt »Der verborgene Hunger« aus Kapitel 11? Dort haben wir gezeigt, warum selbst eine scheinbar gesunde Ernährung in der modernen Welt oft nicht ausreicht, um unsere Zellen optimal mit allen notwendigen Mikronährstoffen zu versorgen. Gründe sind ausgelaugte Böden, intensive

Landwirtschaft, lange Transportwege und industrielle Verarbeitung. Hinzu kommen individuelle Faktoren wie chronischer Stress (unser grüner Erschöpfungstyp), der den Bedarf bestimmter Vitamine und Mineralien erhöht, oder chronische Erkrankungen (die alle unsere Müdigkeitstypen betreffen können).

Gezielte Supplementierung ersetzt keine ausgewogene Ernährung, kann aber Defizite ausgleichen und Ihre Zellen optimal mit Bausteinen versorgen, die sie für die Energieproduktion benötigen. So werden »Engpässe« im zellulären Kraftwerk beseitigt. Mikronährstoffe wirken wie Schmiermittel und Schrauben in einer komplexen Maschine: Fehlt eine Komponente, kann das gesamte System ins Stottern geraten.

Mitochondrien in Fahrt bringen – Treibstoff und Zündkerzen für Ihre Kraftwerke

Mikronährstoffe sind Schlüsselspieler für die Energieproduktion in den Mitochondrien unserer Zellen (Kapitel 9). Ohne eine ausreichende Zufuhr bestimmter Vitamine und Mineralien kann die ATP-Produktion ins Stocken geraten, selbst wenn genügend »Treibstoff« (Kohlenhydrate, Fette) vorhanden ist. Die Folge: Energiemangel mit bleierner Müdigkeit, Muskelschwäche und Konzentrationsproblemen – typisch für unseren gelben Mangeltyp.

Welche Nahrungsergänzungsmittel sind relevant?

B-Vitamine

Die B-Vitamine wirken als Co-Faktoren in den komplexen biochemischen Reaktionsketten, die Nährstoffe in Energie umwandeln.

- B_1 (Thiamin): essenziell für den Zuckerstoffwechsel in den Mitochondrien
- B_2 (Riboflavin) und B_3 (Niacin): unverzichtbar für die Elektronentransportkette, wo der Großteil des ATP gebildet wird

- B_5 (Pantothensäure)
- B_6 (Pyridoxin)
- B_7 (Biotin)
- B_9 (Folsäure)
- B_{12} (Cobalamin)

Ein Vitamin-B-Komplex ist hier oft sinnvoll, da B-Vitamine synergistisch wirken. Achten Sie auf Präparate mit bioaktiven Formen wie Methylcobalamin für B_{12} und Methylfolat für B_9 (Folsäure), besonders wenn Sie genetische Varianten (z. B. im MTHFR-Gen) besitzen, die die Umwandlung erschweren könnten.

Wie und wann anwenden?

- ▶ morgens, bei nachgewiesenem Mangel eventuell höhere Dosen

Vorsicht – wann nicht anwenden?

- ▶ Sehr hohe B_6-Dosen können langfristig neurologische Probleme verursachen, weshalb ein B-Komplex oft sicherer ist.

Magnesium

Magnesium ist ein Multitasker für die Aktivierung von ATP und über 300 Enzymreaktionen, viele davon direkt im Energiestoffwechsel der Mitochondrien.

Wie und wann anwenden?

- ▶ 200–400 mg täglich, über den Tag verteilt
- ▶ Bei Schlafproblemen kann die abendliche Einnahme sinnvoll sein.

Vorsicht – wann nicht anwenden?

- ▶ bei Niereninsuffizienz kontrainduziert

Coenzym Q_{10} (CoQ_{10})

CoQ_{10} ist ein Schlüsselmolekül in der Atmungskette, das Elektronen transportiert und gleichzeitig als starkes Antioxidans die empfindlichen Mitochondrien schützt.

Wie und wann anwenden?

- 100–200 mg täglich, ideal als Ubiquinol
- fettlöslich, daher zu einer fetthaltigen Mahlzeit einnehmen

Vorsicht – wann nicht anwenden?

- Vorsicht bei gleichzeitiger Einnahme von Blutgerinnungshemmern (z. B. Marcumar), da es deren Wirkung beeinflussen könnte

L-Carnitin

Der »Fährmann«, der langkettige Fettsäuren in die Mitochondrien transportiert, damit sie dort effizient zur Energiegewinnung verbrannt werden können.

Wie und wann anwenden?

- 500–2000 mg täglich
- vor dem Sport oder zu den Mahlzeiten

Vorsicht – wann nicht anwenden?

- bei Schilddrüsenüberfunktion mit Vorsicht einsetzen

> *Generell gilt: Immer zuerst den Mangel diagnostizieren und die Supplementierung ärztlich absprechen!*

Die Feuerwehr im Einsatz – das Immunsystem im Gleichgewicht halten

Ein ausbalanciertes Immunsystem schützt vor chronischen Entzündungen (unser roter Entzündungstyp aus Kapitel 7). Mikronährstoffe spielen eine Schlüsselrolle, indem sie die Immunzellen unterstützen und die Produktion von Botenstoffen regulieren. Ein Mangel kann das Immunsystem schwächen oder dauerhaft aktivieren.

Welche Nahrungsergänzungsmittel sind relevant?

Vitamin D_3

Vitamin D_3 ist ein zentraler Immunmodulator und beteiligt an der Produktion von antimikrobiellen Peptiden. Ein Mangel schwächt die Immunabwehr, erhöht die Infektanfälligkeit und kann dadurch chronische Entzündungen befeuern.

Wie und wann anwenden?

- nur bei nachgewiesenem Mangel (Bluttest!)
- besonders in den sonnenarmen Monaten (oft 2000–4000 IE täglich)
- bei langfristiger oder hoch dosierter Einnahme eventuell Kombination mit Vitamin K_2 sinnvoll (Kalziumverwertung, Schutz vor Gefäßverkalkung)
- für gesunde Menschen reicht meist Vitamin D_3 allein
- Einnahme nach ärztlicher Rücksprache empfohlen

Vorsicht – wann nicht anwenden?

- nur nach Bluttest einnehmen, da es fettlöslich ist und sich im Körper anreichern kann

Zink

Zink ist ein essenzieller Co-Faktor für zahlreiche Enzyme des Immunsystems. Es ist notwendig für die Entwicklung und Funktion von Immunzellen. Ein Mangel kann die Immunantwort schwächen und Entzündungen fördern.

Wie und wann anwenden?

- 15–30 mg täglich
- sinnvoll bei Infektanfälligkeit, Hautproblemen oder nachgewiesenem Mangel
- auf organische Zinkverbindungen achten

Vorsicht – wann nicht anwenden?

- unkontrolliert hohe Einnahme kann Kupfermangel verursachen

Omega-3-Fettsäuren (EPA, DHA)

Omega-3-Fettsäuren wirken entzündungshemmend, da sie proinflammatorische Botenstoffe senken und antiinflammatorische Mediatoren fördern. Sie sind die »Feuerlöscher« im Körper, die das entzündliche Geschehen dämpfen können.

Wie und wann anwenden?

- 1–3 g EPA + DHA täglich
- idealerweise zu einer Mahlzeit einnehmen, um die Aufnahme zu verbessern

Vorsicht – wann nicht anwenden?

- in höheren Dosen nur nach ärztlicher Rücksprache verwenden, insbesondere bei Blutgerinnungsstörungen oder gleichzeitiger Einnahme von Blutverdünnern

Vitamin C und Selen

Vitamin C und Selen sind wichtige Antioxidantien, die den Körper vor oxidativem Stress schützen und gleichzeitig die Immunfunktion unterstützen.

Wie und wann anwenden?

- Vitamin C: 500–1000 mg täglich, aufgeteilt oder einmalig
- Selen: 50–100 µg täglich, abhängig vom Bedarf

Vorsicht – wann nicht anwenden?

- Vitamin C: sehr hohe Einzeldosen können bei empfindlichen Personen Magen-Darm-Beschwerden verursachen
- Selen: Überdosierung vermeiden, da Selen toxisch wirken kann; die tägliche Maximaldosis sollte nicht überschritten werden

Hormonelle Balance – Noten für die Dirigenten

Unsere Hormone sind die Dirigenten unseres Körpers, Zellen und Organe sind die Instrumente, und Mikronährstoffe liefern die Noten, ohne die keine Symphonie erklingen kann. Ein Mangel an bestimmten Vitaminen und Mineralien kann die Synthese, den Transport und die Funktion von Hormonen empfindlich stören und so die Balance – besonders bei unserem blauen Hormontyp – empfindlich beeinträchtigen.

Welche Nahrungsergänzungsmittel sind relevant?

Magnesium, Vitamin D_3, Zink und Selen, die wir bereits weiter oben besprochen haben, spielen auch hier eine wichtige Rolle.

- Magnesium, Vitamin D_3, Zink: wichtig für Schilddrüsenhormone, Stresshormone der HPA-Achse und Sexualhormone;

Zink und Vitamin D_3 können bei Männern mit Testosteronmangel hilfreich sein
- Selen: notwendig für die Umwandlung von inaktivem T4 in aktives T3

Ergänzend dazu gibt es weitere Mikronährstoffe und pflanzliche Substanzen, die speziell die hormonelle Balance unterstützen:
- Phytoöstrogene und Adaptogene
- Phytoöstrogene, z. B. aus Rotklee oder Soja, sowie pflanzliche Adaptogene wie Ashwagandha oder Maca können Frauen in den Wechseljahren sanft unterstützen und helfen, die hormonelle Balance zu stabilisieren.

Wie und wann anwenden?
- ▶ Wirkung meist erst bei längerer Einnahme spürbar

Vorsicht – wann nicht anwenden?
- ▶ hormonähnliche Substanzen wie DHEA nur unter strenger ärztlicher Kontrolle anwenden, da starke Nebenwirkungen möglich sind

Nervensystem und Neurotransmitter – die Kommunikation im Gehirn verbessern

Das Gehirn ist eine hochkomplexe Schaltzentrale, deren reibungslose Funktion maßgeblich von einer optimalen Versorgung mit Mikronährstoffen abhängt. Diese »kleinen Helfer« sind entscheidend für eine gesunde Nervenfunktion, die Produktion und Balance unserer Neurotransmitter und damit für Stimmung, Konzentration und Antrieb. Ein Mangel kann Brain Fog, Reizbarkeit, mentale Erschöpfung und sogar depressive Verstimmungen verursachen.

Welche Nahrungsergänzungsmittel sind relevant?

Die wichtigsten Mikronährstoffe für das Nervensystem sind B-Vitamine, Magnesium und Omega-3-Fettsäuren, die wir bereits in den vorherigen Abschnitten besprochen haben. Sie spielen eine zentrale Rolle für die Funktion der Nervenzellen und die Signalübertragung im Gehirn.

- B-Vitamine, Magnesium, Omega-3-Fettsäuren: unterstützen die Neurotransmitterproduktion der Nervenzellen
- Vitamin B_6: Co-Faktor für die Synthese von Serotonin und Dopamin
- Omega-3-Fettsäuren: essenzielle Bestandteile der Nervenzellmembranen, fördern die Signalübertragung im Gehirn

Ergänzend dazu gibt es weitere Substanzen, die das Nervensystem gezielt unterstützen.

Tryptophan

Tryptophan ist eine Aminosäure und Vorstufe von Serotonin. Es kann bei Schlafstörungen oder depressiven Verstimmungen hilfreich sein.

Wie und wann anwenden?

- ▸ meist abends einnehmen, da es die Serotoninproduktion unterstützt

Vorsicht – wann nicht anwenden?

- ▸ nur nach ärztlicher Rücksprache, insbesondere bei gleichzeitiger Einnahme von Antidepressiva

Tyrosin

Tyrosin ist eine Aminosäure und Vorstufe von Dopamin. Es kann bei Antriebslosigkeit oder Konzentrationsproblemen eingesetzt werden.

Wie und wann anwenden?

- morgens oder mittags, je nach gewünschter Wirkung

Vorsicht – wann nicht anwenden?

- nur nach ärztlicher Rücksprache, insbesondere bei Einnahme von Medikamenten, die den Dopaminspiegel beeinflussen

Johanniskraut

Johanniskraut kann bei leichten bis mittleren depressiven Episoden stabilisieren und die Konzentration unterstützen.

Wie und wann anwenden?

- langfristige Einnahme erforderlich, Wirkung setzt verzögert ein

Vorsicht – wann nicht anwenden?

- kann starke Wechselwirkungen mit Antidepressiva, Blutverdünnern und anderen Medikamenten haben
- nur nach ärztlicher Rücksprache verwenden

L-Theanin

L-Theanin aus grünem Tee wirkt beruhigend und konzentrationsfördernd.

Wie und wann anwenden?

- meist abends oder bei Bedarf zur Beruhigung und Förderung der Konzentration

Vorsicht – wann nicht anwenden?

- mögliche Wechselwirkungen mit Beruhigungs- oder Schlafmitteln beachten
- ärztliche Rücksprache bei bestehender Medikation empfohlen

Gezielte Supplementierung ist zwar kein Allheilmittel, das alle Probleme löst, aber ein mächtiges Werkzeug, um die biologischen Grundlagen Ihrer Energie zu stärken. Es geht darum, den Körper von innen heraus zu optimieren, indem wir ihm genau das geben, was ihm fehlt – und so die Voraussetzungen für ein vitales Leben schaffen.

Individuelle Bedürfnisse – keine Einheitslösung für Nahrungsergänzungsmittel

Die wichtigste Botschaft vorweg: Es gibt keine »Einheitslösung« für Nahrungsergänzungsmittel. Was für den einen Menschen sinnvoll ist, kann für den anderen überflüssig oder sogar schädlich sein. Ihre individuellen Bedürfnisse hängen von vielen Faktoren ab: Alter, Geschlecht, Lebensstil (Stresslevel, Sportaktivität), Ernährung, eventuellen Vorerkrankungen und der Einnahme von Medikamenten. Deshalb ist eine präzise Diagnostik der erste und wichtigste Schritt, bevor Sie mit einer Supplementierung beginnen.

Erinnern Sie sich an die »Spurensuche im Labor« aus Kapitel 11? Genau hier setzen wir an. Bevor Sie blindlings zu Präparaten greifen, sollten Sie Ihren aktuellen Nährstoffstatus überprüfen lassen.

Wichtige Parameter sind:

- Eisen: Lassen Sie nicht nur den Hämoglobinwert bestimmen, sondern vor allem Ferritin (Eisenspeicher) und die Transferrinsättigung. Ein optimaler Ferritinwert ist entscheidend für die Energie.

- Vitamin D_3: Der 25-OH-Vitamin-D_3-Wert im Blut gibt Aufschluss über Ihren Vitamin-D-Status. Ziel ist hier nicht nur, einen Mangel zu vermeiden, sondern einen optimalen Spiegel zu erreichen, der Ihre Immunfunktion und Energie unterstützt.
- Vitamin B_{12} und Folsäure: Aussagekräftig sind die aktiven Formen wie Holo-Transcobalamin sowie Stoffwechselmarker wie Methylmalonsäure (MMA) und Homocystein – sie liefern genauere Hinweise als die reinen Gesamtwerte.
- Magnesium: Da der Blutwert oft wenig aussagekräftig ist, kann eine Kombination aus Symptomatik, intrazellulärer Messung oder einer Test-Supplementierung unter ärztlicher Aufsicht sinnvoll sein.
- Omega-3-Fettsäuren: Der Omega-3-Index im Blut gibt Aufschluss über das Verhältnis von Omega-3 zu Omega-6 in den Zellmembranen – ein wichtiger Marker für Ihr Entzündungspotenzial.

Basierend auf diesen individuellen Messergebnissen kann Ihr Arzt oder ein erfahrener Therapeut eine maßgeschneiderte Supplementierungsstrategie entwickeln. Es geht nicht darum, möglichst viele Präparate gleichzeitig zu schlucken, sondern genau die Nährstoffe zu ergänzen, die Ihnen tatsächlich fehlen.

Qualität und Dosierung – worauf Sie bei Nahrungsergänzungsmitteln achten sollten

Die Welt der Nahrungsergänzungsmittel ist ein riesiger Markt, und leider tummeln sich hier auch viele schwarze Schafe. Deshalb ist es von größter Bedeutung, auf Qualität und Dosierung zu achten. Das ist keine Lappalie, sondern entscheidend für die Wirksamkeit und Ihre Sicherheit.

Qualität vor Preis: Billige Präparate enthalten oft minderwertige Rohstoffe, unnötige Füllstoffe, Farbstoffe oder sogar Verunreinigungen. Achten Sie auf Produkte von zertifizierten Herstellern mit hohen Qualitätsstandards (z. B. GMP-Zertifizierung). Transparente Deklaration der Inhaltsstoffe und unabhängige Labortests geben zusätzliche Sicherheit.

Bioverfügbarkeit ist entscheidend: Es geht nicht nur darum, wie viele Milligramm eines Nährstoffs in einer Kapsel stecken, sondern wie gut Ihr Körper ihn tatsächlich verwerten kann. Beispiele: Magnesiumcitrat oder Magnesiumglycinat sind besser bioverfügbar als Magnesiumoxid. Bei Vitamin B_{12} ist Methylcobalamin oft die bessere Wahl.

Dosierung ist individuell und kritisch: »Viel hilft viel« ist hier ein gefährlicher Trugschluss. Eine Überdosierung bestimmter Vitamine und Mineralien kann schädlich sein. Besonders bei fettlöslichen Vitaminen (A, D, E, K) oder Spurenelementen wie Eisen und Zink kann eine zu hohe Dosis unerwünschte Nebenwirkungen haben. Deshalb ist eine ärztliche Begleitung bei der Supplementierung besonders wichtig. Ihr Arzt kann die Werte regelmäßig kontrollieren und die Dosis individuell anpassen.

Vorsicht bei Wechselwirkungen: Nahrungsergänzungsmittel können Wechselwirkungen mit Medikamenten oder untereinander haben. Klären Sie die Einnahme immer mit Ihrem Arzt oder Apotheker ab, insbesondere wenn Sie bereits Medikamente verwenden.

Ein wichtiges Beispiel für die Notwendigkeit präziser Dosierung und ärztlicher Aufsicht ist die Supplementierung von Omega-3-Fettsäuren. Moderate Dosen (z. B. 1–2 g EPA + DHA täglich gelten) als sicher und vorteilhaft. Sehr hohe Dosen (über 2–4 g EPA + DHA täglich) können bei Risikopatienten das Vorhofflimmern – eine Herzrhythmusstörung – leicht erhöhen. Dieses Risiko betrifft insbesondere Patienten mit bestehenden Herz-Kreislauf-Erkrankungen oder zusätzlichen Risikofaktoren. Dies ist eine relativ neue Erkenntnis, die die Komplexität der Supplementierung unterstreicht. Sie zeigt, dass selbst ein »Superheld« wie Omega-3 bei falscher Anwendung unerwünschte Effekte haben kann. Hoch dosierte Präparate sollten daher nur nach ärztlicher Rücksprache und unter regelmäßiger Kontrolle eingenommen werden.

Die Mikronährstofftherapie ist ein mächtiges Werkzeug, um Energie und Gesundheit gezielt zu unterstützen. Wenn Sie auf Qualität achten, Ihre individuellen Bedürfnisse kennen und die Supplementierung ärztlich begleiten lassen, können Sie die Kraft der kleinen Helfer sicher und effektiv für Ihre persönliche Energiewende nutzen. Es ist kein Patentrezept, aber ein wichtiger Baustein für ein vitales, energiegeladenes Leben.

Der »First Shot« bei Müdigkeit – kleine Experimente ohne Messung

Sie möchten nicht gleich das volle Laborprogramm starten, sondern einfach mal einen ersten, sicheren Versuch unternehmen, um Ihre Müdigkeit zu bekämpfen? Das ist verständlich! Es gibt tatsächlich einige Mikronährstoffe, bei denen Mängel weit verbreitet und die bei einer sinnvollen Dosierung in der Regel unbedenklich sind, selbst ohne vorherige detaillierte Labordiagnostik. Betrachten Sie dies als Ihren »First Shot« gegen die Müdigkeit - eine Art »Initialzündung« für Ihren Energiestoffwechsel.

Hier sind zwei Mikronährstoffe, die Sie ohne große Bedenken ausprobieren können, wenn Sie unter unerklärlicher Müdigkeit leiden:

Magnesium

- Wählen Sie eine organische Form wie Magnesiumglycinat oder Magnesiumcitrat, da diese besonders gut verträglich sind und eine hohe Bioverfügbarkeit aufweisen.
- Beginnen Sie mit einer Dosis von 200–400 mg elementarem Magnesium täglich, idealerweise aufgeteilt auf zwei Gaben (z. B. morgens und abends).
- Viele Menschen spüren bereits nach wenigen Tagen oder Wochen eine Verbesserung der Müdigkeit, weniger Muskelkrämpfe und einen besseren Schlaf.

Vitamin D_3

- Eine Supplementierung von 2000 IE täglich ist für die meisten Erwachsenen in der Regel sicher und kann helfen, einen grundlegenden Mangel auszugleichen.
- Sprechen Sie im Zweifelsfall mit Ihrem Arzt oder Ihrer Ärztin über die für Sie optimale Supplementierung.

Diese »First Shot«-Strategie kann ein guter Start sein, um Ihrem Energiestoffwechsel einen sanften Impuls zu geben. Beobachten Sie, wie Ihr Körper reagiert, und sehen Sie dies als ersten Schritt auf dem Weg zu mehr Vitalität. Bleibt die Müdigkeit bestehen, ist eine ärztliche Abklärung unerlässlich – denn gezielte Diagnostik und individuelle Anpassung sind die Grundlage für nachhaltige Energie.

Möchten Sie einen detaillierten Überblick über die wichtigsten Mikronährstoff-Parameter?

Obwohl ein »First Shot« mit bestimmten Mikronährstoffen ein guter Startpunkt sein kann, ist ein tiefergehendes Verständnis Ihrer Nährstoffversorgung entscheidend.

Besuchen Sie dazu unsere Plattform:
www.muede-trotz-schlaf.de
Schnell-Code: parameter

Dort finden Sie eine umfassende Tabelle mit den wichtigsten Laborparametern, deren optimalen Zielwerten und den Funktionen der jeweiligen Mikronährstoffe. So können Sie sich fundiert vorbereiten und die Diskussion mit Ihrem Arzt oder Ihrer Ärztin auf einer soliden Basis führen.

Wichtige Erkenntnisse auf einen Blick

Das Problem im Fokus

- Chronische Müdigkeit kann durch »verborgenen Hunger« entstehen, also durch subtile Nährstoffdefizite, die die Zellen aushungern, obwohl die Ernährung scheinbar ausreichend ist.
- Nahrungsergänzungsmittel können hier eine sinnvolle Unterstützung sein, erfordern jedoch Wissen und Präzision in der Anwendung.

Die Ursachen im Überblick

- Nährstoffmangel bedeutet eine unzureichende Versorgung mit essenziellen Vitaminen (z. B. B-Vitamine, Vitamin D_3), Mineralien (Magnesium, Zink, Eisen) und anderen Vitalstoffen wie Coenzym Q_{10}, L-Carnitin und Omega-3-Fettsäuren.
- Die Ursachen solcher Mängel reichen von ausgelaugten Böden und industrieller Verarbeitung (UPFs) bis hin zu einem erhöhten Bedarf durch Stress, Sport, chronische Krankheiten oder die Einnahme bestimmter Medikamente.

Der Lösungsansatz

- Eine gezielte Supplementierung bei nachgewiesenem Mangel ist sinnvoll, wobei Qualität, Bioverfügbarkeit und ärztliche Aufsicht entscheidend sind.
- Relevante Nahrungsergänzungsmittel sind:
  - Energieproduktion (Mitochondrien): B-Vitamine (vor allem B_{12}, Folsäure), Magnesium, Coenzym Q_{10}, L-Carnitin
  - Immunfunktion & Entzündungsregulation: Vitamin D_3, Zink, Omega-3-Fettsäuren
  - Hormonelle Balance: Magnesium, Vitamin D_3, Zink, Jod, Selen (gegebenenfalls Phytoöstrogene oder Adaptogene)
  - Nervensystem & Neurotransmitter: B-Vitamine, Magnesium, Omega-3-Fettsäuren (ggf. Aminosäuren wie Tryptophan, Tyrosin unter ärztlicher Aufsicht)
- Als »First Shot« bei unklarer Müdigkeit sind Magnesium und Vitamin D_3 ein sicherer Ersteinstieg.

Die beste Versorgung mit Vitaminen und Mineralien reicht manchmal nicht aus, um den Körper wieder ins Gleichgewicht zu bringen. Dann hilft die moderne Medizin – mit einem wahren Werkzeugkasten an pharmakologischen Therapien. Im nächsten Kapitel erfahren Sie, wie Medikamente gezielt dort wirken, wo Lebensstil und Mikronährstoffe an ihre Grenzen stoßen.

18
Medizinische Therapiemaßnahmen – *wenn der Körper gezielt Hilfe braucht*

Sie haben vielleicht schon vieles selbst ausprobiert – Ihre Ernährung umgestellt, mehr geschlafen, sich bewegt und die ersten Mikronährstoffe supplementiert. Und das ist fantastisch! Diese grundlegenden Lebensstiländerungen sind das A und O, das Fundament, auf dem Ihre »Energiewende« aufbaut. Doch manchmal reichen diese Maßnahmen allein nicht aus, um die komplexen biologischen Ungleichgewichte, die wir in den vorherigen Kapiteln entschlüsselt haben, vollständig zu korrigieren. Dann braucht der Körper gezielte Unterstützung, einen »Schubser« von außen, um wieder die Balance zu finden. Hier kommen Medikamente und spezifische ärztliche Interventionen ins Spiel.

Dieses Kapitel widmet sich den pharmakologischen Therapien, also den Behandlungen mit Medikamenten, die ein erfahrener Arzt einleiten und engmaschig überwachen kann. Es ist ein Bereich, der oft kontrovers diskutiert wird, von Mythen umrankt ist und bei dem die Erwartungen manchmal übers Ziel hinausschießen. Man hört von Wundermitteln oder aber von gefährlichen Eingriffen. Doch keine Sorge: Wir navigieren Sie auch hier sicher durch das Gelände, bewaffnet mit den neuesten wissenschaftlichen Erkenntnissen und einem gesunden Schuss Pragmatismus. Denn unser Ziel ist klar: Ihre Energie zurückzugewinnen. Es geht nicht um eine schnelle Pille gegen jedes Wehwehchen, sondern um den gezielten Einsatz von Medikamenten, die an den Wurzeln der Probleme ansetzen – sei es bei hormonellen Dysbalancen, chronischen Entzündungen oder Stoffwechselstörungen. Diese Therapien ergänzen einen gesunden Lebensstil, statt ihn zu ersetzen, und helfen dem Körper, seine Selbstregulation wiederzufinden.

Hormonersatztherapie – präzise Balance für mehr Vitalität

Erinnern Sie sich an unsere »Dirigenten des Lebens« aus Kapitel 10? Die Hormone spielen eine absolut zentrale Rolle für unser Energielevel, unsere Stimmung und unser gesamtes Wohlbefinden. Wenn diese mächtigen Botenstoffe aus dem Gleichgewicht geraten, kann chronische Müdigkeit eine der quälendsten Folgen sein. Wir haben bereits die Bedeutung der Schilddrüsenhormone und der HPA-Achse besprochen. Nun tauchen wir tiefer ein in die Welt der Sexualhormone, deren Dysbalancen oft übersehen werden, aber maßgeblich die Symptome unseres blauen Hormontyps beeinflussen.

Hormonersatztherapie (HRT) bei Frauen – mehr als nur Hitzewallungen

Für viele Frauen sind die Wechseljahre (Menopause) eine Zeit tiefgreifender hormoneller Veränderungen, die weit über die bekannten Hitzewallungen hinausgehen. Chronische Müdigkeit, Schlafstörungen, Gehirnnebel (Brain Fog), Gelenk- und Muskelschmerzen, Stimmungsschwankungen und eine verminderte Libido sind häufige Begleiter, die die Lebensqualität massiv beeinträchtigen können. Diese Symptome resultieren aus dem sinkenden Östrogen- und Progesteronspiegel. Östrogen ist wichtig für die Energieproduktion in den Mitochondrien, die Gehirnfunktion und die Entzündungsregulation, während Progesteron Schlafqualität und Stressresistenz unterstützt. Fehlen diese Hormone, gerät das gesamte System aus dem Takt.

Die Hormonersatztherapie (HRT) war lange Zeit umstritten, insbesondere nach den Ergebnissen der Women's-Health-Initiative-(WHI-)Studie Anfang der 2000er-Jahre. Heute wissen wir: Diese Studie hatte Einschränkungen, und moderne, individuell angepasste HRT sollte differenziert betrachtet werden. Richtig eingesetzt – zum passenden Zeitpunkt und mit körperidentischen Hormonen – kann sie viele Vorteile für symptomatische Frauen bieten.

Körperidentische Hormone sind chemisch identisch mit den Hormonen, die der weibliche Körper selbst produziert (z. B. 17-beta-Östradiol und Progesteron). Sie werden oft transdermal (Gel oder Pflaster) oder vaginal angewendet, wodurch der Leberstoffwechsel umgangen wird – dies gilt als sicherer als orale Präparate.

Die Vorteile einer solchen HRT bei entsprechender Indikation sind:

- **Linderung der Symptome:** Hitzewallungen, Schlafstörungen, Stimmungsschwankungen und Müdigkeit können signifikant verbessert werden. Viele Frauen fühlen sich wieder »wie sie selbst«.
- **Verbesserung der Knochendichte:** HRT schützt effektiv vor Osteoporose, die Knochen brüchiger macht und das Risiko für Frakturen erhöht. Die Substitution von Östrogen kann den Knochenabbau verlangsamen oder sogar umkehren.
- **Möglicherweise Herzschutz:** Bei frühzeitigem Beginn kann HRT das Risiko für Herz-Kreislauf-Erkrankungen sogar senken. Dies ist ein wichtiger Punkt, da Herz-Kreislauf-Erkrankungen bei Frauen nach der Menopause zunehmen.
- **Verbesserung der kognitiven Funktionen:** Viele Frauen berichten von besserer Konzentration, weniger Brain Fog und gesteigerter mentaler Klarheit.

- **Steigerung der Libido und vaginaler Gesundheit:** HRT kann trockene Schleimhäute und Schmerzen beim Geschlechtsverkehr lindern und so das sexuelle Wohlbefinden verbessern.

Es geht nicht um ein »Einheitsrezept« oder eine Verjüngungskur, sondern um eine maßgeschneiderte Therapie, die sorgfältig abgewogen und ärztlich begleitet werden muss. Eine präzise Hormondiagnostik (Blut- oder Speicheltests, siehe Kapitel 10) bildet die Grundlage, um den individuellen Hormonstatus zu erfassen und die Therapie optimal anzupassen. Hier treffen Mythen und wissenschaftliche Evidenz aufeinander, und es ist unsere Aufgabe, für Klarheit zu sorgen und den Frauen die Angst vor einer potenziell sehr hilfreichen Therapie zu nehmen.

Testosteron-Ersatztherapie (TRT) bei Männern – den schleichenden Verlust stoppen

Auch Männer bleiben von hormonellen Veränderungen nicht verschont, meist jedoch schleichender und weniger dramatisch als die Menopause bei Frauen. Dieser altersbedingte Testosteronmangel, oft als Andropause oder Late-Onset-Hypogonadismus (LOH) bezeichnet, kann über Jahre Müdigkeit, Libidoverlust, Stimmungsschwankungen und körperliche Veränderungen verursachen (siehe Kapitel 10).

Die Testosteron-Ersatztherapie (TRT) war lange umstritten, wird heute jedoch differenzierter betrachtet: Bei Männern mit nachgewiesenem Testosteronmangel (Gesamt- und freies Testosteron, idealerweise mehrfach gemessen) und entsprechenden Symptomen kann TRT Lebensqualität, Muskelmasse und Knochendichte deutlich verbessern – vorausgesetzt, sie erfolgt individuell angepasst und ärztlich überwacht.

Und hier kommt ein interessanter Aspekt ins Spiel, der zeigt, warum Testosteron trotz seiner positiven Effekte nicht einfach als »Langlebigkeitshormon« für jedermann gilt: Es gibt Hinweise, dass sich Männer unter Testosterongabe mitunter risikoreicher verhalten können. Sie fahren zum Beispiel schneller Auto, gehen bei Rot über die Straße oder neigen dazu, ihre Probleme körperlich zu klären. Nicht selten treffen sie dann auf einen Gegner, der noch mehr Testosteron hat – oder schlichtweg besser vorbereitet ist. Das ist natürlich überspitzt formuliert, verdeutlicht aber den Kern: Testosteron kann Risikobereitschaft und Aggressivität steigern. Während dies in bestimmten Kontexten (z. B. im Wettbewerbssport oder im Kampf ums Überleben in der Steinzeit) vorteilhaft ist beziehungsweise war, kann es in unserer modernen, komplexen Gesellschaft zu unerwünschten Folgen führen, die die Lebenserwartung paradoxerweise *verkürzen* könnten, selbst wenn der Hormonspiegel an sich optimal ist.

Testosteron ist also kein Freifahrtschein für ewige Jugend, sondern ein Hormon, das mit Bedacht und unter ärztlicher Aufsicht eingesetzt werden muss. Die Forschung zeigt jedoch zunehmend: Bei korrekter Indikation und Überwachung überwiegen die Vorteile, und TRT kann eine sinnvolle Option zur Verbesserung der Lebensqualität bei Testosteronmangel sein.

Schilddrüsenhormone – wenn das Gaspedal wirklich klemmt

Wie wir in Kapitel 5 gesehen haben, ist die Schilddrüse das Gaspedal unseres Stoffwechsels. Bei einer manifesten Schilddrüsenunterfunktion (Hypothyreose) – erkennbar an deutlich erhöhtem TSH und erniedrigten freien Schilddrüsenhormonen (fT3, fT4) – gilt die Gabe von synthetischem Schilddrüsenhormon (L-Thyroxin) als Standardtherapie. Sie ist lebensnotwendig und führt in der Regel rasch zu einer Besserung der Müdigkeit und anderer Symptome.

Komplexer wird es bei subklinischer Hypothyreose (versteckte Unterfunktion) oder bei einer gestörten Umwandlung von T4 in aktives T3 (Reverse-T3-Problematik). Hier liegen die TSH-Werte oft noch im »Normalbereich«, allerdings häufig im oberen Grenzbereich, während die freien Hormone suboptimal sein können. In solchen Fällen kann eine individuell angepasste Therapie mit L-Thyroxin – manchmal auch in Kombination mit T3 – sinnvoll sein, um den Stoffwechsel zu stabilisieren und Müdigkeit zu lindern.

Entscheidend ist hier die individuelle Feinabstimmung: Oft wird die Dosis enger an das individuelle Befinden angepasst, als es die Leitlinien allein über den TSH-Wert erlauben. Eine engmaschige Kontrolle der freien Hormone ist dabei unverzichtbar, um eine Über- oder Unterdosierung zu vermeiden.

Gezielte pharmakologische Unterstützung

Manchmal reichen Lebensstiländerungen und Mikronährstoffe allein nicht aus, um die komplexen Ursachen der chronischen Müdigkeit zu adressieren. In solchen Fällen können gezielte pharmakologische Interventionen erforderlich sein, die stets unter ärztlicher Kontrolle erfolgen müssen. Es geht hier nicht um »Pillen gegen Müdigkeit«, sondern um Medikamente, die an den Wurzeln der Probleme ansetzen, die wir in den vorherigen Kapiteln beschrieben haben.

Metformin – der Zuckersaboteur unter Kontrolle

In Kapitel 6 haben wir Metformin bereits im Zusammenhang mit Insulinresistenz und meinen persönlichen Marathon-Erfahrungen erwähnt. Es ist ein bewährtes Medikament zur Behandlung von Typ-2-Diabetes, wird aber auch bei Prädiabetes und Insulinresistenz ohne Diabetes verschrieben.

Metformin senkt die Glukoseproduktion in der Leber, verbessert die Insulinsensitivität der Zellen und kann sogar das Darmmikrobiom positiv beeinflussen. Für Menschen mit Insulinresistenz, die unter chronischer Müdigkeit, Heißhungerattacken und Energieabstürzen leiden (unser blauer Hormontyp), kann es eine wertvolle Unterstützung sein, um den Blutzuckerspiegel zu stabilisieren und die Energieversorgung der Zellen zu verbessern.

Es ist zwar kein klassisches »Müdigkeitsmedikament«, doch seine Wirkung auf den Stoffwechsel kann indirekt das Energielevel erheblich steigern. Die Einnahme sollte immer ärztlich überwacht werden, insbesondere zu Beginn, um mögliche Nebenwirkungen wie Magen-Darm-Beschwerden abzufangen.

Cortison bei Nebenniereninsuffizienz – eine Gratwanderung

Hier betreten wir ein sensibles und oft kontrovers diskutiertes Terrain. Die Nebennieren und ihre Produktion von Cortisol sind – wie in Kapitel 4 beschrieben – zentral für Stressantwort und Energielevel. Bei einer manifesten Nebenniereninsuffizienz (Addison-Krankheit), bei der die Nebennieren kaum noch Cortisol produzieren, ist die lebenslange Substitution mit Hydrocortison absolut notwendig. Ohne diese Therapie wäre der Zustand lebensbedrohlich.

Doch was ist mit der oft zitierten »Nebennierenerschöpfung« oder *Adrenal Fatigue* als Ursache chronischer Müdigkeit? Hier gilt es, präzise zu bleiben: »Nebennierenerschöpfung« ist keine anerkannte medizinische Diagnose. Es gibt keine wissenschaftlich validierten Kriterien, und die wenigen verfügbaren Studien sind methodisch schwach oder nicht reproduzierbar. Die Symptome, die ihr zugeschrieben werden – Müdigkeit, Stressintoleranz, Brain Fog –, sind unspezifisch und können, wie wir in diesem Buch gelernt haben, viele andere Ursachen haben: chronischer Stress, Nährstoffmängel, Entzündungen, Schilddrüsenprobleme etc.

Die Gabe von Cortison ohne gesicherte Addison-Diagnose ist hochproblematisch. Schon niedrige Dosen über längere Zeit können die körpereigene Cortisolproduktion unterdrücken und zu Osteoporose, Gewichtszunahme, Bluthochdruck, Blutzuckerproblemen und erhöhter Infektanfälligkeit führen. Cortison ist deshalb eine Gratwanderung, die nur bei klarer medizinischer Indikation und strengster ärztlicher Kontrolle erfolgen darf.

Wenn Sie unter Symptomen leiden, die auf eine Nebennierenproblematik hindeuten, suchen Sie einen Endokrinologen auf. Nur eine fundierte Diagnostik – etwa ein ACTH-Stimulationstest – kann eine echte Nebenniereninsuffizienz bestätigen oder ausschließen. Alles andere wäre ein gefährliches Experiment auf Kosten Ihrer Gesundheit.

Innovative Ansätze – Therapien der Zukunft

Die Forschung im Bereich chronischer Müdigkeit und der zugrunde liegenden Mechanismen ist hochdynamisch. Es gibt immer wieder neue Erkenntnisse und vielversprechende Ansätze, die das Potenzial haben, die Therapien in der Zukunft zu revolutionieren. Dazu gehören:

Neue entzündungshemmende Medikamente

Die gezielte Hemmung spezifischer entzündlicher Botenstoffe (Zytokine) könnte bei chronischer Müdigkeit, die durch stille Entzündungen (Silent Inflammation) verstärkt wird, eine Rolle spielen. Bereits eingesetzte Medikamente bei Autoimmunerkrankungen werden nun auf ihr Potenzial zur Linderung von Fatigue untersucht. Beispiele sind Biologika wie TNF-α-Inhibitoren oder Interleukin-Hemmer, die bei rheumatischen Erkrankungen oder chronisch entzündlichen Darmerkrankungen erfolgreich eingesetzt werden und dort auch die begleitende Fatigue reduzieren können.

Neuere Medikamente wie Januskinase-(JAK-)Inhibitoren greifen in die Signalwege von Entzündungszytokinen ein und zeigen vielversprechende Ergebnisse. Ziel ist es, die überaktive Immunantwort zu modulieren, ohne das gesamte Immunsystem lahmzulegen – das »innere Feuer« wird gezielt gelöscht, damit der Körper Energie zurückgewinnt, die sonst für ständige Abwehrmaßnahmen verbraucht würde.

Mitochondriengezielte Therapien (*Mitochondrial-targeted Therapies*)

Neben Mikronährstoffen wird an Substanzen geforscht, die die Mitochondrienfunktion gezielt verbessern oder geschädigte Mitochondrien zur Selbstreinigung anregen (Mitophagie). Besonders spannend sind Moleküle, die die Produktion von NAD+ (Nicotinamid-Adenin-Dinukleotid) steigern, einem Coenzym, das für die Energieproduktion in den Mitochondrien unerlässlich ist. Vorstufen wie Nicotinamid-Ribosid (NR) oder Nicotinamid-Mononukleotid (NMN) werden intensiv analysiert, da sie das Potenzial haben, den Energiestoffwechsel zu optimieren.

Auch Substanzen, die die Mitophagie anregen – den zellulären Prozess, bei dem geschädigte Mitochondrien abgebaut und recycelt werden –, stehen im Fokus. Das ist quasi die »Müllabfuhr« für die Kraftwerke der Zelle. Wenn dieser Prozess gestört ist, sammeln sich defekte Mitochondrien an, die die Energieproduktion hemmen und Entzündungen fördern. Beispiele für solche Substanzen sind Urolithin A und Spermidin.

Weitere Ansätze umfassen spezifische Antioxidantien, die direkt in die Mitochondrien gelangen, um oxidativen Stress zu reduzieren, sowie Substanzen, die die mitochondriale Dynamik (Fission und Fusion, siehe Kapitel 9) gezielt beeinflussen, um die Bildung gesunder, effizienter Netzwerke zu fördern.

Die Darmmikrobiom-Modulation

Neben Probiotika und Präbiotika, die wir in Kapitel 14 besprochen haben, werden auch radikalere Ansätze zur Beeinflussung des Darmmikrobioms entwickelt. Die Stuhltransplantation (FMT – Fecal Microbiota Transplantation) von einem gesunden Spender auf einen Empfänger ist bereits eine etablierte Therapie bei bestimmten schweren Darminfektionen (z. B. Clostridioides difficile). Ihr Potenzial für chronische Müdigkeit und andere chronische Erkrankungen, die mit einer Dysbiose einhergehen, wird intensiv erforscht. Auch wenn dies noch nicht Standard und mit Vorsicht zu genießen ist, verdeutlicht es das enorme Potenzial, das in der gezielten Beeinflussung des Darmmikrobioms liegt. Zudem werden Bakteriophagen-Therapien entwickelt, bei denen spezifische Viren eingesetzt werden, um unerwünschte Bakterien im Darm gezielt zu eliminieren, oder an personalisierten Probiotika, die auf das individuelle Mikrobiom eines Patienten zugeschnitten sind.

Die Neuromodulation

Therapien, die direkt auf das Nervensystem wirken, gewinnen ebenfalls an Bedeutung. Dazu gehören bestimmte Formen der Vagusnervstimulation (VNS). Der Vagusnerv ist, wie in Kapitel 16 beschrieben, der Hauptakteur des parasympathischen Nervensystems, das für Entspannung und Regeneration zuständig ist. Neben der invasiven VNS, bei der ein Gerät chirurgisch implantiert wird (primär bei Epilepsie und Depression), werden auch nicht-invasive Methoden (tVNS – transkutane Vagusnervstimulation) getestet, bei denen der Nerv über die Haut stimuliert wird. Diese Ansätze zeigen vielversprechendes Potenzial bei chronischer Fatigue, Fibromyalgie und Long Covid, indem sie das Nervensystem beruhigen, Entzündungen dämpfen und die Schlafqualität verbessern. Auch andere Formen der Hirnstimulation oder die gezielte Beeinflussung von Neurotransmittern durch neue Medikamente sind Forschungsfelder, die Hoffnung für die Zukunft bieten.

Viele dieser Ansätze sind noch im Forschungsstadium und gelten nicht als Standardtherapie. Die Ergebnisse sind vielversprechend, doch es bedarf weiterer großer, gut kontrollierter Studien, um ihre Wirksamkeit und Sicherheit für die breite Anwendung bei chronischer Müdigkeit zu bestätigen. Sie zeigen jedoch deutlich, dass die Wissenschaft intensiv daran arbeitet, die komplexen Ursachen chronischer Müdigkeit besser zu verstehen und neue, effektive Behandlungsmöglichkeiten zu entwickeln.

Medizinische Therapiemaßnahmen sind ein wichtiger Baustein im Kampf gegen chronische Müdigkeit, ersetzen jedoch keine umfassende Lebensstiländerung. Sie sind Werkzeuge, die gezielt eingesetzt werden, um biologische Ungleichgewichte zu korrigieren und dem Körper zu helfen, seine Selbstheilungskräfte wieder zu aktivieren. Die Zusammenarbeit mit einem erfahrenen Arzt, der Ihre individuelle Situation genau analysiert und eine maßgeschneiderte Therapie entwickelt, ist hier der Schlüssel zum Erfolg. Ziel ist es, die richtige Balance zu finden und dem Körper die bestmögliche Unterstützung zu geben – damit Sie wieder voller Energie durchs Leben gehen können.

Wichtige Erkenntnisse auf einen Blick

Das Problem im Fokus

- Manchmal reichen Lebensstiländerungen und Mikronährstoffe allein nicht aus, um komplexe biologische Ungleichgewichte, die zu chronischer Müdigkeit führen, vollständig zu korrigieren.
- Der Körper benötigt in diesen Fällen gezielte pharmakologische Unterstützung.

Die Ursachen im Überblick

- Therapie-Resistenz tritt auf, wenn die zugrunde liegenden Dysregulationen (Hormonmangel, Insulinresistenz, chronische Entzündungen) zu tiefgreifend sind, um sie allein mit Lebensstilmaßnahmen beheben zu können.
- Manifeste Erkrankungen wie Hypothyreose oder Typ-2-Diabetes beeinflussen direkt die Energieproduktion.

Der Lösungsansatz

- Medikamente werden gezielt und unter ärztlicher Aufsicht eingesetzt.
- Hormonersatztherapien stellen bei nachgewiesenem Mangel (Schilddrüse, Östrogen, Progesteron, Testosteron) die Balance wieder her.
- Metformin stabilisiert bei Insulinresistenz oder Prädiabetes den Zuckerstoffwechsel.
- GLP-1-Analoga verbessern bei Übergewicht und Typ-2-Diabetes die Insulinsensitivität.
- Innovative Forschungsansätze umfassen Mitochondrien-optimierende Therapien, Darmmikrobiom-Modulation (z. B. Stuhltransplantation) und Neuromodulation (z. B. Vagusnervstimulation).
- Medizinische Therapien ergänzen einen gesunden Lebensstil, sind jedoch kein Ersatz.

19
Schlussbemerkung –
Ihr vitales Leben beginnt jetzt

Da sind wir nun – am Ende unserer gemeinsamen Reise durch die komplexen und oft verwirrenden Welten der chronischen Müdigkeit. Ich hoffe, Sie haben nicht nur viel gelernt, sondern auch die Erkenntnis gewonnen, dass Ihre Erschöpfung kein Schicksal ist, das Sie einfach hinnehmen müssen, sondern ein klares Signal Ihres Körpers, das verstanden und beantwortet werden will.

Es war eine faszinierende Detektivarbeit, bei der wir die unsichtbaren Ursachen aufgespürt und die heimlichen Saboteure Ihrer Energie entlarvt haben. Wir haben die Puzzleteile gesammelt und scheinbar unzusammenhängende Symptome zu einem großen, verständlichen Bild zusammengesetzt. Und jetzt ist es an der Zeit, den Kompass für Ihr vitales Leben fest in die Hand zu nehmen und die Richtung bewusst zu wählen.

Zusammenfassung der wichtigsten Erkenntnisse – das bunte Profil der Müdigkeit

Erinnern Sie sich an den Anfang dieses Buches, an Miriams Geschichte und an die Idee, dass Müdigkeit selten eine einzige, isolierte Ursache hat, sondern oft ein »buntes Profil« verschiedener Faktoren widerspiegelt? Müdigkeit ist kein Schalter, den man selbst umlegt, sondern das Ergebnis biologischer Prozesse, die sich gegenseitig beeinflussen und verstärken können.

Stress und HPA-Achse: Der grüne Erschöpfungstyp zeigt, wie ständiges Angespanntsein die Nebennieren erschöpft, den Cortisol-Rhythmus durcheinanderbringt und das Nervensystem in Übererregung hält. Ohne ausreichende Erholungsphasen sinkt die Verfügbarkeit zellulärer Energie, und Müdigkeit wird zum Dauerzustand.

Schilddrüse und Reverse T3: Wir haben das Stoffwechsel-Gaspedal kennengelernt und verstanden, warum selbst »normale« Laborwerte eine versteckte Unterfunktion verbergen können. Der Reverse-T3-Modus bremst den Stoffwechsel, obwohl keine echte Hungersnot droht. Typisch sind Kälteempfindlichkeit, Trägheit und bleierne Müdigkeit.

Insulinresistenz und Blutzucker: Die Zellen hungern, obwohl wir im Zucker schwimmen. Ein paradoxer Zustand, der nicht nur den blauen Hormontyp betrifft, sondern auch den Grundstein für unseren roten Entzündungstyp legt. Die Folge sind Heißhungerattacken, unkontrollierbare Gewichtszunahme und abrupte Energieabstürze, die uns immer wieder in ein tiefes Loch fallen lassen. Stark verarbeitete Lebensmittel verstärken dieses Muster.

Stille Entzündung: Die Silent Inflammation als heimliches Feuer in unseren Zellen schädigt die Mitochondrien, erhöht die Produktion freier Radikale und führt zu oxidativem Stress. Der Körper ist im Dauerabwehrkampf und schädigt gleichzeitig seine eigenen Strukturen – ein Teufelskreis, der die Müdigkeit weiter antreibt und unseren roten Entzündungstyp direkt erklärt. Der NLR-Wert im großen Blutbild kann Hinweise auf stille Entzündungen geben.

Darmmikrobiom: Die Billionen Mikroorganismen in unserem Darm helfen nicht nur bei der Verdauung, sondern produzieren essenzielle Vitamine, modulieren das Immunsystem und stellen Neurotransmitter für das Gehirn her. Dysbiose schwächt die Barriere, fördert Entzündungen und stört die Nährstoffaufnahme. Hier schließt sich der Kreis zu unserem roten Entzündungstyp und gelben Mangeltyp. Die Biodiversität des Darms muss gepflegt werden wie ein Garten.

Mitochondrien: Sie sind die wahren Kraftwerke unserer Zellen mit eigener Dynamik von Fission und Fusion. Ein Ungleichgewicht dieser Prozesse drosselt die Energieproduktion und kann Entzündungen anfachen. Mikronährstoffe wie Coenzym Q_{10} und Carnitin sind essenziell für die Mitochondrienfunktion, ein Mangel kann Müdigkeit verstärken.

Sexualhormone: Ihre Spiegel schwanken lebenslang, und gerade in Perimenopause, Menopause oder Andropause kann ein Mangel zu chronischer Müdigkeit, Schlafstörungen, Brain Fog und Leistungseinbußen führen. Ob eine Hormonersatztherapie angezeigt ist, muss individuell abgeklärt werden.

Was all diese Erkenntnisse gemeinsam haben? Sie zeigen uns, dass chronische Müdigkeit ein hochkomplexes Zusammenspiel ist, bei dem unser moderner Lebensstil, falsche Ernährung, mangelnde Verbindung zur Natur und biologische Veränderungen unser System an seine Grenzen bringt. Es ist ein Problem, das man nicht mit einer Pille lösen kann. Vielmehr wirken viele Faktoren zusammen und verstärken sich gegenseitig. Genau darin liegt die Chance: Wenn wir die Mechanismen verstehen, können wir gezielt ansetzen und die richtigen Hebel betätigen. Damit sind die Grundlagen für Ihre persönliche Energiewende gelegt.

Der Weg als Reise – kleine Schritte, große Wirkung

Nun geht es darum, dieses Wissen in die Praxis zu übersetzen. Der Weg zu mehr Vitalität ist keine radikale Kehrtwende – das wäre unrealistisch und würde nur neuen Stress erzeugen –, sondern eine Reise: Schritt für Schritt, mit Geduld und Selbstmitgefühl. Kleine Veränderungen können eine erstaunlich große Wirkung entfalten und Sie aus dem Teufelskreis der Erschöpfung herausführen.

Erinnern Sie sich an die Micro-Preps? Diese kleinen, unscheinbaren Gewohnheiten haben, regelmäßig angewendet, eine enorme Wirkung. Ein zehnminütiger Spaziergang am Morgen, der bewusste Verzicht auf blaues Licht am Abend, eine Handvoll Nüsse statt des Schokoriegels – das sind keine heroischen Taten, die Sie überfordern, sondern kleine, machbare Veränderungen. Genau diese summieren sich über die Zeit und führen zu einer kumulativen Verbesserung Ihres Energielevels. Es ist wie beim Wassermühlenprinzip: Ein einzelner Tropfen Wasser mag unbedeutend erscheinen, aber viele Tropfen können eine Mühle antreiben und einen mächtigen Fluss erzeugen. Jeder kleine, positive Schritt heute ist eine Investition in Ihr morgiges Energielevel.

Der Weg zurück zu voller Energie ist kein Sprint, sondern ein Marathon. Es geht nicht darum, wer am schnellsten ans Ziel kommt, sondern wer am konsequentesten kleine, positive Veränderungen in seinen Alltag integriert und dabei auf die Signale seines Körpers hört. Seien Sie geduldig mit sich selbst und feiern Sie jeden Fortschritt – sei es besserer Schlaf, ein stabilerer Blutzucker oder einfach nur ein Moment der inneren Ruhe. Und wenn mal ein Tag nicht perfekt läuft, ist das kein Beinbruch. Wichtig ist, immer wieder auf den Weg zurückzufinden und weiterzumachen. Resilienz – also die Fähigkeit, sich von Rückschlägen zu erholen und gestärkt daraus hervorzugehen – entsteht nicht durch Perfektion, sondern durch die Akzeptanz von Fehlern und die Beharrlichkeit kleiner, stetiger Schritte.

Ihr persönlicher Aktionsplan – den Kompass in die Hand nehmen

Ihr individueller Aktionsplan sollte sich an Ihrem persönlichen Müdigkeitsprofil orientieren. War Ihr Testergebnis eher grün? Dann liegt Ihr Fokus auf Stressmanagement, Achtsamkeit und das Setzen von Grenzen. War es eher blau? Dann rücken Hormone, Schilddrüse und Blutzucker in den Blick. Rot bedeutet: Entzündungen und Darmgesundheit. Gelb signalisiert einen Mangel an Mikronährstoffen. Wenn es eine Mischung aus allen Farben ist, dann gilt: Beginnen Sie dort, wo der größte Hebel liegt.

Die vier Säulen Ihrer Energiewende bilden dabei das Fundament, auf dem alles aufbaut und das Sie kontinuierlich pflegen sollten:

- **Schlaf:** Priorisieren Sie die Schlafqualität über der Quantität. Dunkelheit, Rhythmus und Nasenatmung sind dabei wirksame Hebel.
- **Ernährung:** Stabilisieren Sie den Blutzucker mit komplexen Kohlenhydraten, Proteinen und gesunden Fetten. Reduzieren Sie Entzündungen durch eine angepasste DASH-Ernährung und fördern Sie die Darmgesundheit mit fermentierten Lebensmitteln und präbiotischen Ballaststoffen.
- **Bewegung:** Bringen Sie Ihren Körper in Schwung. Moderates Training stärkt die Mitochondrien und senkt Entzündungen. Achten Sie dabei stets auf die Signale Ihres Körpers, um Überlastung zu vermeiden.

- **Stressmanagement:** Achtsamkeit, Atemübungen, Meditation oder Waldbaden sind wertvolle Werkzeuge. Lernen Sie, gesunde Grenzen zu setzen – das »Jahr des Nein« kann hier ein mächtiges Instrument sein.

Wer an diesen Stellen ansetzt, erlebt oft schon spürbare Fortschritte. Liegen jedoch Mängel oder besondere Belastungen vor, kann zusätzliche Unterstützung notwendig sein:

- **Gezielte Mikronährstofftherapie:** Bei nachgewiesenen Defiziten oder erhöhtem Bedarf können Vitamin D_3, B-Komplex, Magnesium, Zink, Coenzym Q_{10}, L-Carnitin und Omega-3 entscheidend sein. Denken Sie an den »First Shot« mit Magnesium und Vitamin D_3 als sicheren Einstieg – alles Weitere am besten unter ärztlicher Begleitung.
- **Medizinische Maßnahmen bei Bedarf:** Wenn Lebensstiländerungen und Mikronährstoffe allein nicht ausreichen, kommen individualisierte Ansätze infrage, etwa Hormonersatztherapien, Metformin bei Insulinresistenz oder gezielte Behandlungen für Mitochondrien und Mikrobiom. Solche Maßnahmen gehören in die Hände eines erfahrenen Arztes, der Ihre Situation genau analysiert und eine maßgeschneiderte Strategie entwickelt. Es ist ein partnerschaftlicher Weg, bei dem Sie und Ihr Arzt gemeinsam an Ihrer Vitalität arbeiten.

Nehmen Sie diesen Kompass in die Hand, beginnen Sie mit kleinen, konsequenten Schritten – und beobachten Sie, wie Ihre Energie zurückkehrt.

Auf dieser Reise wünsche ich Ihnen alles Gute und viel Erfolg!

Anhang

Checkliste – der Weg aus der Müdigkeit

Diese Checkliste dient Ihnen als praktischer Fahrplan, um die Erkenntnisse aus diesem Buch in konkrete Schritte umzusetzen. Sie zeigt, wie Sie vorgehen können, wenn Sie müde sind, und gibt Hinweise, welche Untersuchungen Sie mit Ihrem Arzt besprechen sollten und welche Maßnahmen Sie selbst ergreifen können. Es ist Ihr persönlicher »Anti-Müdigkeits-Fahrplan«, der Ihnen hilft, die Kontrolle über Ihre Energie zurückzugewinnen.

Denken Sie daran: Jeder Körper ist einzigartig. Was für den einen funktioniert, muss nicht zwangsläufig für den anderen gelten. Hören Sie auf die Signale Ihres Körpers, seien Sie geduldig und gehen Sie Schritt für Schritt vor. Dies ist eine Reise – kein Sprint.

1. Ihr persönlicher Müdigkeitstyp – erste Orientierung und gezielte Selbstbeobachtung

Bevor Sie ins Detail gehen, nutzen Sie die Erkenntnisse aus Kapitel 3, um eine erste Einschätzung zu erhalten.

- **Reflektieren Sie Ihr Testergebnis:** Welche Farbe oder Farbkombination hat in Ihrem Müdigkeitstest dominiert? Das gibt eine erste Orientierung, wo die Hauptursachen Ihrer Erschöpfung liegen könnten (Grün = Stress, Blau = Hormone,

Gelb = Mangel, Rot = Entzündung, Weiß = unauffällig/andere Faktoren, Bunt = Mischform).

- **Führen Sie ein Energie-Tagebuch:** Notieren Sie über ein bis zwei Wochen, wann Sie sich besonders müde fühlen, welche Symptome auftreten (z.B. Brain Fog, Heißhunger, Muskelschmerzen), was Sie gegessen haben, wie viel Sie geschlafen haben und wie Ihr Stresslevel war. Nutzen Sie auch Messwerte von Smartwatches (nächtlicher Ruhepuls, HRV), falls vorhanden.

2. Die vier Säulen Ihrer Energiewende – Lebensstilanpassungen als Fundament

Unabhängig von Ihrem Müdigkeitstyp bilden diese vier Bereiche das Fundament für mehr Energie. Beginnen Sie mit kleinen, konsequenten Schritten – Ihren persönlichen Micro-Preps.

2.1. Schlaf - das unterschätzte Elixier für Ihre Energie

- **Fester Schlaf-wach-Rhythmus:** Gehen Sie jeden Tag (auch am Wochenende!) zur gleichen Zeit ins Bett und stehen Sie zur gleichen Zeit auf. Dies kalibriert Ihre innere Uhr.
- **Schlafzimmer optimieren:** dunkel, ruhig und kühl (16–18 °C). Verdunklungsvorhänge und Ohrstöpsel können helfen.
- **Blaulicht reduzieren & Abendritual etablieren:** Nutzen Sie Blaulichtfilter oder spezielle Brillen, Bildschirme ein bis zwei Stunden vor dem Schlafengehen meiden, warmes Bad, leichtes Dehnen, Lesen oder Atemübungen.
- **Abendliches Wassertreten:** kurzes Kühlen der Füße in lauwarmem Wasser, dann warme Socken anziehen, unterstützt die Wärmeabgabe.
- **Nasenatmung im Schlaf:** Atmen durch die Nase (ggf. »Mouth Taping« nach ärztlicher Rücksprache) verbessert die Sauerstoffversorgung und aktiviert den Vagusnerv.

2.2. Ernährung – tanken Sie den richtigen Treibstoff

- **Blutzucker stabil halten:** Reduzieren Sie raffinierten Zucker und Weißmehlprodukte. Bevorzugen Sie komplexe Kohlenhydrate (Vollkornprodukte, Hülsenfrüchte).
- **Protein zu jeder Mahlzeit:** Fisch, mageres Fleisch, Eier, Hülsenfrüchte, Nüsse, Tofu stabilisieren den Blutzucker und halten lange satt.
- **Gesunde Fette einbauen:** Avocado, Olivenöl, Nüsse, Samen.
- **Entzündungshemmend essen:** buntes Gemüse, Obst (insbesondere Beeren), fetter Fisch (Omega-3) und Gewürze wie Kurkuma, Ingwer.
- **Darmgesundheit fördern:** fermentierte Lebensmittel (rohes Sauerkraut, Kefir, ungesüßter Joghurt), präbiotische Ballaststoffe (Zwiebeln, Knoblauch, Spargel, unreife Bananen, Haferflocken).
- **Ultra-Processed Foods (UPFs) meiden:** Fertiggerichte, Softdrinks, Süßigkeiten drastisch reduzieren. Kochen Sie selbst.
- **Water-Preloading:** Trinken Sie ca. 0,5 Liter Wasser 30 Minuten vor der Hauptmahlzeit. Das kann Sättigung und die Kalorienaufnahme beeinflussen.

2.3. Bewegung – Ihr Körper will in Gang kommen

- **Regelmäßige Aktivität:** Starten Sie mit 10–15 Minuten zügigem Spazierengehen täglich und steigern Sie langsam.
- **Bewegung in den Alltag integrieren:** Treppen statt Aufzug, kurze Wege zu Fuß, Bewegungspausen am Schreibtisch (»Hampelmänner«, »Himmel und Hölle«).
- **After-Meal-Burner:** Zügiger Spaziergang nach Mahlzeiten (15–20 Minuten oder länger) gleicht den Blutzucker aus.
- **Freude an Bewegung finden:** Tanzen, Spielen mit Kindern/Haustieren, Gartenarbeit – alles, was Spaß macht.
- **Moderate Verausgabung:** mehrmals pro Woche kurz außer Atem kommen, Übertraining vermeiden.

2.4. Stressmanagement – die Bremse für den Energieräuber

- **Achtsamkeit und Entspannung:** Atemübungen (4–7–8-Atmung), progressive Muskelentspannung, kurze Meditationseinheiten.
- **Zeit in der Natur:** Schon 20 Minuten Waldbaden senken Cortisol.
- **Grenzen setzen (»Jahr des Nein«):** Lernen Sie, Überforderung durch bewusstes Ablehnen zu vermeiden.
- **Digitale Entgiftung (Digital Detox):** bewusste Offline-Zeiten, besonders abends.
- **Hobbys & soziale Kontakte:** Freude, Oxytocin-Freisetzung, Stressreduktion.

3. Diagnostik und ärztliche Unterstützung – gezielte Spurensuche

Wenn Lebensstilanpassungen allein nicht ausreichen oder spezifische Symptome auftreten, suchen Sie ärztliche Unterstützung.

3.1. Allgemeine Abklärung (oft Kassenleistung)

- Großes Blutbild/Differentialblutbild: Ausschluss von Anämie (Blutarmut), Hinweise auf Entzündungen (z. B. NLR)
- Schilddrüsenwerte (TSH, fT3, fT4)
- Leber- und Nierenwerte
- Blutzucker (Nüchtern-Glukose, HbA1c)
- Basis-Mineralstoffe (Kalium, Kalzium)

3.2. Erweiterte Diagnostik (oft IGeL – individuelle Gesundheitsleistung oder nach spezifischer Indikation)

- Schilddrüsen-Antikörper (TPO-AK, Tg-AK) bei Autoimmunverdacht
- Reverse T3 (rT3) und fT3-Ratio

- Cortisol-Tagesprofil (Speicheltest)
- Detaillierter Nährstoffstatus: Eisen (Ferritin, Transferrinsättigung), Vitamin D_3, Vitamin B_{12} (Holo-Transcobalamin), ggf. Methylmalonsäure (MMA), Homocystein, Magnesium, Zink, Omega-3-Index
- TyG-Index (Triglycerid-Glucose-Index): Marker für Insulinresistenz
- Entzündungsmarker: hs-CRP, Interleukin-6, TNF-alpha
- Darmmikrobiom-Analyse (Stuhlprobe) bei Verdacht auf Dysbiose oder Leaky Gut

3.3. Gezielte therapeutische Maßnahmen (immer nach ärztlicher Rücksprache)

- Mikronährstofftherapie: bei nachgewiesenem Mangel (Magnesium, Vitamin D_3, B-Vitamine, Omega-3, Eisen, Zink, Coenzym Q_{10}, L-Carnitin)
- Hormonersatztherapie (HRT/TRT): bei nachgewiesenem Mangel und entsprechenden Symptomen
- Metformin: bei Insulinresistenz oder Prädiabetes
- GLP-1-Analoga: bei Übergewicht und Typ-2-Diabetes
- Weitere pharmakologische Ansätze: z. B. Antidepressiva, entzündungshemmende Medikamente
- Innovative Ansätze: Mitochondrien-optimierende Therapien, Darmmikrobiom-Modulation, Neuromodulation (nach aktuellem Forschungsstand, spezielle ärztliche Begleitung)

4. Ihr Weg als Reise – Geduld, Achtsamkeit und Selbstmitgefühl

- **Feiern Sie kleine Erfolge:** Jeder noch so kleine Schritt zu mehr Energie und Wohlbefinden zählt.
- **Seien Sie geduldig:** Nachhaltige Veränderungen brauchen Zeit. Erwarten Sie keine Wunder über Nacht.

- **Hören Sie auf Ihren Körper:** Die Checkliste ist ein Leitfaden, aber Ihr Körper ist der ultimative Experte. Passen Sie die Maßnahmen an Ihr individuelles Befinden an.
- **Suchen Sie Unterstützung:** Arzt, Therapeut, Freunde oder eine Gruppe Gleichgesinnter können wertvoll sein.
- **Rückschläge akzeptieren:** Das Leben verläuft nicht linear. Wenn Sie mal vom Weg abkommen, ist das kein Scheitern, sondern eine Gelegenheit, dazuzulernen und neu zu beginnen.

Ihr vitales Leben beginnt jetzt. Nehmen Sie diesen Kompass in die Hand, beginnen Sie mit kleinen, konsequenten Schritten und beobachten Sie, wie Ihre Energie zurückkehrt.

Literatur

Das nachfolgende Literaturverzeichnis bietet einen tieferen Einblick in die wissenschaftlichen Grundlagen des Buches. Es enthält eine Auswahl relevanter Fachartikel, Übersichtsarbeiten und Publikationen aus Medizin, Biologie, Ernährungswissenschaft und Psychologie.

Abrat, O. B./Storey, J. M. et al.: »High amylose starch consumption induces obesity in *Drosophila melanogaster* and metformin partially prevents accumulation of storage lipids and shortens lifespan of the insects«. In: *Comparative Biochemistry and Physiology – Part A: Molecular and Integrative Physiology* 215 (2018), S. 55–62.

Agha-Alinejad, H. et al.: »A Guide to Different Intensities of Exercise, Vaccination, and Sports Nutrition in the Course of Preparing Elite Athletes for the Management of Upper Respiratory Infections during the COVID-19 Pandemic: A Narrative Review«. In: *International Journal of Environmental Research and Public Health* 19(3) (2022), 1888.

Allan, R./Mawhinney, C. et al.: »Is the ice bath finally melting? Cold water immersion is no greater than active recovery upon local and systemic inflammatory cellular stress in humans«. In: *Journal of Physiology* 595(6) (2017), S. 1857–1858.

Alves, M. D. de J. et al.: »Changes in Cytokines Concentration Following Long-Distance Running: A Systematic Review and Meta-Analysis«. In: *Frontiers in Physiology* 13 (2022), 838069.

Anton, S. D. et al.: »Flipping the Metabolic Switch: Understanding and Applying the Health Benefits of Fasting«. In: *Obesity* 26(2) (2017), S. 254–268.

Antonio, J. et al.: »Common questions and misconceptions about creatine supplementation: what does the scientific evidence really show?«. In: *Journal of the International Society of Sports Nutrition* 18(1) (2022), 13.

Asensi, M. T./Napoletano, A. et al.: »Low-Grade Inflammation and Ultra-Processed Foods Consumption: A Review«. In: *Nutrients* 15(6) (2023), 1546.

Barzilai, N./Crandall, J. P. et al.: »Metformin as a Tool to Target Aging«. In: *Cell Metabolism* 23(6) (2016), S. 1060–1065.

Berger, N. J. A. et al.: »Limits of Ultra: Towards an Interdisciplinary Understanding of Ultra-Endurance Running Performance«. In: *Sports Medicine* (2023).

Berman, M. G./Jonides, J. et al.: »The Cognitive Benefits of Interacting With Nature«. In: *Proceedings of the National Academy of Sciences of the United States of America* 105(39) (2008), S. 11467–11472.

Blagosklonny, M. V./Perspective, R.: »From rapalogs to anti-aging formula«. In: *Oncotarget* 8(22) (2017), S. 35492–35507.

Boere, K./Lloyd, K. et al.: »Exercising is good for the brain but exercising outside is potentially better«. In: *Scientific Reports* 13(1) (2023), 11847.

Calpino, K. M./Morrissette, J. D.: »Return-to-Play Recommendations After COVID-19 Diagnosis in High School Athletes«. In: *Journal of Athletic Training* 56(10) (2021), S. 1057–1060.

Castoldi, F. et al.: »Autophagy-mediated metabolic effects of aspirin«. In: *Cell Death Discovery* 6(1) (2020), 104.

Chen, G./Guardino, E. T. et al.: »Regular use of fish oil supplements and course of cardiovascular diseases: prospective cohort study«. In: *BMJ Medicine* 3(1) (2024), e000451.

Choi, H. S. et al.: »Repeated dry sauna therapy improves quality of life in obese Korean people«. In: *Korean Journal of Family Medicine* 41(5) (2020), S. 312–317.

Crowe, J. et al.: »The parasitic worm product ES-62 promotes health and life-span in a high calorie diet-accelerated mouse model of ageing«. In: *PLoS Pathogens* 16(11) (2020), e1009001.

Desai, R. J. et al.: »No association between initiation of phosphodiesterase-5 inhibitors and risk of incident Alzheimer's disease and related dementia: results from the Drug Repurposing for Effective

Alzheimer's Medicines study«. In: *Brain Communications* 4(5) (2022), fcac248.

Dovizio, M./Tacconelli, S. et al.: »Mechanistic and pharmacological issues of aspirin as an anticancer agent«. In: *Pharmaceuticals* 5(12) (2012), S. 1346–1371.

Dunn, E./Zhang, B. et al.: »Potential benefits of medium chain fatty acids in aging and neurodegenerative disease«. In: *Frontiers in Aging Neuroscience* 15 (2023), 1146764.

Eliasson, P. et al.: »Statin treatment increases the clinical risk of tendinopathy through matrix metalloproteinase release – a cohort study design combined with an experimental study«. In: *Scientific Reports* 9 (2019).

Fest, J. et al.: »The neutrophil-to-lymphocyte ratio is associated with mortality in the general population: The Rotterdam Study«. In: *European Journal of Epidemiology* 34(5) (2019), S. 463–470.

Gluckman, T. J. et al.: »2022 ACC Expert Consensus Decision Pathway on Cardiovascular Sequelae of COVID-19 in Adults: Myocarditis and Other Myocardial Involvement, Post-Acute Sequelae of SARS-CoV-2 Infection, and Return to Play: A Report of the American College of Cardiology Solution Set Oversight Committee«. In: *Journal of the American College of Cardiology* 79(17) (2022), S. 1717–1756.

Guardino, E. T. et al.: »Dietary ω-3 fatty acids and the incidence of atrial fibrillation in the Million Veteran Program«. In: *American Journal of Clinical Nutrition* 118(2) (2023), S. 406–411.

Gutch, M./Kumar, S. et al.: »Assessment of insulin sensitivity/resistance«. In: *Indian Journal of Endocrinology and Metabolism* 19(1) (2015), S. 160–164.

Hahn-Godeffroy, J. D./Mangold, S. et al.: »Longlasting improvement of somatic and psycho-vegetative disturbances under procaine infusions: A case-control series«. In: *Complementary Medicine Research* 26(1) (2019), S. 13–21.

Hallam, J./Jones, T. et al.: »Exercise after influenza or COVID-19 vaccination increases serum antibody without an increase in side effects«. In: *Brain, Behavior, and Immunity* 102 (2022), S. 1–10.

Harris, M. B./Kuo, C.-H.: »Scientific Challenges on Theory of Fat Burning by Exercise«. In: *Frontiers in Physiology* 12 (2021), 706229.

Haseeb, S./Alexander, B. et al.: »Wine and Cardiovascular Health«. In: *Circulation* 136(15) (2017), S. 1434–1448.

Henderson, S. T. et al.: »Study of the ketogenic agent AC-1202 in mild to moderate Alzheimer's disease: A randomized, double-blind, placebo-controlled, multicenter trial«. In: *Nutrition & Metabolism* 6(1) (2009), 31.

Hoffman, K. B./Kraus, C. et al.: »A survey of the FDA's AERS database regarding muscle and tendon adverse events linked to the statin drug class«. In: *PLoS ONE* 7(12) (2012), e51187.

Huo, X./Finkelstein, J.: »Using Big Data to Uncover Association between Sildenafil Use and Reduced Risk of Alzheimer's Disease«. In: *Studies in Health Technology and Informatics* 302 (2023), S. 866–870.

Hussain, J. N. et al.: »Infrared sauna as exercise-mimetic? Physiological responses to infrared sauna vs exercise in healthy women: A randomized controlled crossover trial«. In: *Complementary Therapies in Medicine* 64 (2022), 102796.

Imai, S./Guarente, L.: »NAD+ and sirtuins in aging and disease«. In: *Trends in Cell Biology* 24(8) (2014), S. 464–471.

Jadhav, H. B./Annapure, U. S.: »Triglycerides of medium-chain fatty acids: a concise review«. In: *Journal of Food Science and Technology* 59(12) (2022), S. 7058–7063.

Johnson, K. E. et al.: »Cumulative Systolic Blood Pressure and Incident Stroke Type Variation by Race and Ethnicity«. In: *JAMA Network Open* 7(3) (2024), e248502.

Kaplama, M. E./Güneş, A. K. et al.: »Evaluation of the predictive role of neutrophil/lymphocyte ratio in the diagnosis of lymphoma in patients with asymptomatic and isolated cervical lymphadenopathy«. In: *Brazilian Journal of Otorhinolaryngology* 87(2) (2021), S. 210–216.

Kaya, H. et al.: »Association between neutrophil to lymphocyte ratio and severity of coronary artery disease«. In: *Clinical and Applied Thrombosis/Hemostasis* 20(1) (2014), S. 50–54.

Kim, D. et al.: »Old plasma dilution reduces human biological age: a clinical study«. In: *GeroScience* 44(5) (2022), S. 2701–2720.

Konopka, A. R. et al.: »Metformin inhibits mitochondrial adaptations to aerobic exercise training in older adults«. In: *Aging Cell* 18(3) (2019), e12911.

Kouda, K./Iki, M.: »Beneficial effects of mild stress (Hormetic Effects): Dietary restriction and health«. In: *Journal of Physiological Anthropology* 29(3) (2010), S. 127–132.

Lally, P./van Jaarsveld, C. H./Potts, H. W./Wardle, J.: »How are habits formed: Modelling habit formation in the real world«. In: *European Journal of Social Psychology* 40(6) (2010), S. 998–1009.

Lee, D./Lavie, C. J. et al.: »Optimal Dose of Running for Longevity«. In: *Journal of the American College of Cardiology* 65(4) (2015), S. 420–422.

Levine, M. E. et al.: »An epigenetic biomarker of aging for lifespan and healthspan«. In: *AGING* 10(4) (2018), S. 570–594.

Longo, V. D. et al.: »Interventions to slow aging in humans: Are we ready?«. In: *Aging Cell* 14(4) (2015), S. 497–510.

López-Otín, C./Blasco, M. A. et al.: »The hallmarks of aging«. In: *Cell* 153(6) (2013), S. 1194–1218.

de Lorenzo, A. et al.: »New obesity classification criteria as a tool for bariatric surgery indication«. In: *World Journal of Gastroenterology* 22(1) (2016), S. 681–703.

Lucerón-Lucas-Torres, M. et al.: »Association between wine consumption and cancer: a systematic review and meta-analysis«. In: *Frontiers in Nutrition* 10 (2023), 1146205.

Madsen, T./Christensen, J. H. et al.: »The effect of dietary n-3 fatty acids on serum concentrations of C-reactive protein: a dose-response study«. In: *British Journal of Nutrition* 89(4) (2003), S. 517–522.

Malinowski, B. et al.: »Intermittent Fasting in Cardiovascular Disorders – An Overview«. In: *Nutrients* 11(3) (2019), 673.

Malta, E.S./Dutra, Y.M. et al.: »The Effects of Regular Cold-Water Immersion Use on Training-Induced Changes in Strength and Endurance Performance: A Systematic Review with Meta-Analysis«. In: *Sports Medicine* 51(1) (2021), S. 161–174.

Mannarino, M.R./Beckler, M.D. et al.: »Neutrophil to lymphocyte ratio is not related to carotid atherosclerosis progression and cardiovascular events in the primary prevention of cardiovascular disease: Results from the IMPROVE study«. In: *BioFactors* 48(1) (2022), S. 100–110.

Margină, D. et al.: »Chronic inflammation in the context of everyday life: Dietary changes as mitigating factors«. In: *International Journal of Environmental Research and Public Health* 17(11) (2020), 4135.

Mattson, M.P./Moehl, K. et al.: »Intermittent metabolic switching, neuroplasticity and brain health«. In: *Nature Reviews Neuroscience* 19(2) (2018), S. 81–94.

McGaugh, E.: »A Review of Ketogenic Diet and Lifestyle«. In: *Missouri Medicine* 119(4) (2022), S. 365–369.

McKenzie, A.I. et al.: »Short-term exposure to a clinical dose of metformin increases skeletal muscle mitochondrial H_2O_2 emission and production in healthy, older adults: A randomized controlled trial«. In: *Experimental Gerontology* 163 (2022), 111804.

McNeil, J.J. et al.: »Effect of Aspirin on All-Cause Mortality in the Healthy Elderly«. In: *New England Journal of Medicine* 379(16) (2018), S. 1519–1528.

Mohammed, I./Hollenberg, M.D. et al.: »A Critical Review of the Evidence That Metformin Is a Putative Anti-Aging Drug That Enhances Healthspan and Extends Lifespan«. In: *Frontiers in Endocrinology* 12 (2021), 718942.

Morin, J./Rolland, Y. et al.: »Association between prescription drugs and all-cause mortality risk in the UK population«. In: *medRxiv* (2024), 2024.03.08.24303967.

Moro, T. et al.: »Twelve Months of Time-restricted Eating and Resistance Training Improves Inflammatory Markers and Cardiometabolic Risk Factors«. In: *Medicine and Science in Sports and Exercise* 53(12) (2021), S. 2577–2585.

Murata, S. et al.: »Blood biomarker profiles and exceptional longevity: comparison of centenarians and non-centenarians in a 35-year follow-up of the Swedish AMORIS cohort«. In: *GeroScience* 46(2) (2024), S. 1693–1702.

Nagy, S./Petrosky, S. N. et al.: »The Impact of Modern Dietary Practices on Cancer Risk and Progression: A Systematic Review«. In: *Cureus* 15(10) (2023), e46639.

Nikolaidis, P. T./Veniamakis, E. et al.: »Nutrition in ultra-endurance: State of the art«. In: *Nutrients* 10(12) (2018), 1995.

O'Neill, B./Raggi, P. et al.: »The ketogenic diet: Pros and cons«. In: *Atherosclerosis* 292 (2020), S. 119–126.

Ouchi, Y./Benozzi, S. et al.: »Ezetimibe Lipid-Lowering Trial on Prevention of Atherosclerotic Cardiovascular Disease in 75 or Older (EWTOPIA 75): A Randomized, Controlled Trial«. In: *Circulation* 140(13) (2019), S. 992–1003.

Pietrocola, F./Kroemer, G. et al.: »Aspirin Recapitulates Features of Caloric Restriction«. In: *Cell Reports* 22(9) (2018), S. 2395–2407.

Pischon, T./Blüher, M. et al.: »Plasma Adiponectin Levels and Risk of Myocardial Infarction in Men«. In: *Journal of the American Medical Association* 285(13) (2001), S. 1730–1737.

Popiolek-Kalisz, J./Kadam, N. et al.: »Ketogenic diet and cardiovascular risk – state of the art review«. In: *Current Problems in Cardiology* 49(1) (2024), 102402.

Pospi, D./Wang, C. H. et al.: »Immune system of cold-exposed and cold-adapted humans«. In: *European Journal of Applied Physiology and Occupational Physiology* 72(4) (1996), S. 346–353.

Ridwan, A./Santos, R. V. T. et al.: »Effects of massage therapy and exercise therapy on recovery of shin splints injury in women's long distance running athletes«. In: *Fizjoterapia Polska* 23(2) (2023), S. 122–127.

Santos, R. V. T./Bassit, R. A. et al.: »The effect of creatine supplementation upon inflammatory and muscle soreness markers after a 30 km race«. In: *Life Sciences* 75(15) (2004), S. 1917–1924.

Schmiedel, V./Pischon, T. et al.: »Omega-3 und stille Entzündungen«. In: *Erfahrungsheilkunde* 67(02) (2018), S. 85–94.

Schön, M./de Toledo, F. W. et al.: »Effects of running on adiponectin, insulin and cytokines in cerebrospinal fluid in healthy young individuals«. In: *Scientific Reports* 9(1) (2019), 1640.

Sears, B./Pospi, D. et al.: »Anti-inflammatory Diets«. In: *Journal of the American College of Nutrition* 34(sup1) (2015), S. 14–21.

Sender, R./Fuchs, S./Milo, R.: »Revised estimates for the number of human and bacteria cells in the body«. In: *PLoS Biology* 14(8) (2016), e1002533.

Shetty, A. K./Kodali, M. et al.: »Emerging anti-aging strategies – Scientific basis and efficacy«. In: *Aging and Disease* 9(6) (2018), S. 1165–1184.

Singh, C./Pradhan, K. et al.: »Phase III Pivotal comparative clinical trial of intranasal (iNCOVACC) and intramuscular COVID 19 vaccine (Covaxin®)«. In: *npj Vaccines* 8(1) (2023), 154.

Stenner, B./Buckley, J. D. et al.: »Associations between markers of health and playing golf in an Australian population«. In: *BMJ Open Sport & Exercise Medicine* 5(1) (2019), e000517.

Stevenson-Hoare, J./Escott-Price, V. et al.: »Comparison of long-term effects of metformin on longevity between people with type 2 diabetes and matched non-diabetic controls«. In: *BMC Public Health* 23(1) (2023), 2209.

Sudy, E./Urbina, F. et al.: »Screening of glucose/insulin metabolic alterations in men with multiple skin tags on the neck«. In: *Journal der Deutschen Dermatologischen Gesellschaft* 6(10) (2008), S. 852–855.

Szűcs, G. et al.: »Effect of Eccentric Exercise on Metabolic Health in Diabetes and Obesity«. In: *Sports Medicine – Open* 9(1) (2023), 121.

Thornton, O. R. et al.: »Varying Levels of Carbohydrate and Fat Diets for Ultramarathon Running: A Review on Performance and Health

Outcomes«. In: *Asian Journal of Food Research and Nutrition* 2(2) (2023), S. 52–63.

Tira, R./Kadam, N. et al.: »Espresso Coffee Mitigates the Aggregation and Condensation of Alzheimer's Associated Tau Protein«. In: *Journal of Agricultural and Food Chemistry* 71(30) (2023), S. 11429–11441.

de Toledo, F. W./Grundler, F. et al.: »Safety, health improvement and well-being during a 4 to 21-day fasting period in an observational study including 1422 subjects«. In: *PLoS ONE* 14(2) (2019), e0211831.

Unger, G./Perruzza, F. et al.: »Triglycerides and glucose index: A useful indicator of insulin resistance«. In: *Endocrinología y Nutrición (English Edition)* 61(4) (2014), S. 183–192.

Verdin, E./Kadam, N. et al.: »NAD+ in aging, metabolism, and neurodegeneration«. In: *Science* 350(6265) (2015), S. 1208–1213.

Versteeg, N./Hohenauer, E. et al.: »Effects of 3-week repeated cold water immersion on leukocyte counts and cardiovascular factors: an exploratory study«. In: *Frontiers in Physiology* 14 (2023), 1144078.

Viktorisson, A. et al.: »Domain-Specific Physical Activity and Stroke in Sweden«. In: *JAMA Network Open* 7 (2024), E2413453.

Walton, R. G. et al.: »Metformin blunts muscle hypertrophy in response to progressive resistance exercise training in older adults: A randomized, double-blind, placebo-controlled, multicenter trial: The MASTERS trial«. In: *Aging Cell* 18(3) (2019), e12914.

Webb, A. J. S. et al.: »Cerebrovascular Effects of Sildenafil in Small Vessel Disease: The OxHARP Trial«. In: *Circulation Research* 135(3) (2024), S. 320–331.

Weber, D. D. et al.: »Ketogenic diet in the treatment of cancer – Where do we stand?«. In: *Molecular Metabolism* 33 (2020), S. 102–121.

Wilkinson, M. J. et al.: »Ten-Hour Time-Restricted Eating Reduces Weight, Blood Pressure, and Atherogenic Lipids in Patients with Metabolic Syndrome«. In: *Cell Metabolism* 31(1) (2020), S. 92–104. e5.

Xie, K. et al.: »Deep phenotyping and lifetime trajectories reveal limited effects of longevity regulators on the aging process in C57BL/6J mice«. In: *Nature Communications* 13(1) (2022), 5897.

Yi, L. et al.: »The efficacy and safety of β-nicotinamide mononucleotide (NMN) supplementation in healthy middle-aged adults: a randomized, multicenter, double-blind, placebo-controlled, parallel group, dose-dependent clinical trial«. In: *GeroScience* 45(1) (2023), S. 29–43.

Zhang, X. et al.: »Hypothalamic IKKβ/NF-κB and ER Stress Link Overnutrition to Energy Imbalance and Obesity«. In: *Cell* 135(1) (2008), S. 61–73.

Zhao, Z. et al.: »A ketogenic diet as a potential novel therapeutic intervention in amyotrophic lateral sclerosis«. In: *BMC Neuroscience* 7(1) (2006), 29.

DR. MED. CARSTEN LEKUTAT

Der Vital-Code

Entschlüssle die Signale deines Körpers für ein langes und gesundes Leben

»Longevity ist möglich! Wir alle besitzen ein geniales Frühwarnsystem: unseren Körper. Wenn wir seine Signale richtig deuten lernen, haben wir die besten Voraussetzungen für ein langes und gesundes Leben.«
Dr. med. Carsten Lekutat

Älterwerden muss nicht zwangsläufig zu Gebrechlichkeit und Krankheit führen. Beschwerden wie stille Entzündungen, Durchblutungsprobleme, Erschöpfung, Schlafstörungen oder ein Mangel an Mikronährstoffen sind jedoch Hindernisse für eine stabile und anhaltende Gesundheit. Die Präventivmedizin bietet eine Vielzahl von einfachen, praktischen Tools für den Alltag, um die frühen Warnsignale des Körpers zu erkennen und entsprechend zu handeln.

Dr. med. Carsten Lekutat erläutert fachkundig und unterhaltsam alltägliche Symptome und deren Bedeutung: Welche sind unbedenklich und wann muss ich aktiv werden? Er zeigt, dass ein langes, vitales Leben kein Wunschdenken bleiben muss, sondern Realität werden kann – voller Energie, Gesundheit und Freude.

KNAUR
MENSSANA